Basische Kost

Gesundheit aus der Küche der Natur

Egal wie der Vater der Krankheit heißt,
die Mutter ist immer die Nahrung.

Chinesische Weisheit

Doris Wroblewski

BASISCHE KOST

-

Gesundheit

aus der Küche der Natur

1. Auflage 2003
2. Auflage 2005
3. überarbeitete Auflage 2009
Herstellung und Verlag Books on Demand GmbH, Norderstedt

Diese Schrift kann nur als Anregung verstanden werden. Eine Haftung für Personen-, Sach- und Vermögensschäden ist ausgeschlossen.

Alle Rechte der Verbreitung und Vervielfältigung, auch durch Film, Fernsehen, Funk, Bild/Tonträger sowie Datenverarbeitungssysteme aller Art nur mit schriftlicher Genehmigung der Autorin.
www.azidosetherapie-online.de

E-Mail: doris.wroblewski @ azidosetherapie.com

ISBN 978-3-8370-3587-2

Inhaltsverzeichnis

VORWORT von Dr. Rainer Matejka
EINLEITUNG

I. SÄUREN UND BASEN   12
   1. Säuren und Basen in unserem Organismus   13
     A. Der pH-Wert des Blutes   15
     B. Der pH-Wert des Speichels   16
     C. Der pH-Wert des Urins   19
   2. Die Ausscheidung der Säuren   20
   3. Gestörte Ausscheidung der Säuren   23
     A. Symptome der Übersäuerung   25
     B. Stadien der Übersäuerung   29
     - Stadium der Übermüdung
     - Stadium der Sensibilisierung
     - Stadium der Vegetativen Dystonie
     - Stadium der manifesten Krankheiten
   4. Ursachen der Übersäuerung   35

II. GRUNDZÜGE DER BASISCHEN KOST   39
   1. Eiweiße
     A. Säureüberschüssige Eiweiße   49
     B. Basenüberschüssige Eiweiße   50
     - Soja
     - Tofu
     - Sojasoße: Shoyu, Tamari
     - Miso
     - Tempeh
     - Texturiertes pflanzliches Eiweiß (TVP)

2. Fette — 64
  A. Säureüberschüssige Fette — 68
  - Olivenöl
  - Distelöl
  - Walnuss-, Mohn-, Kürbiskernöl
  - Maiskeimöl, Weizenkeimöl
  - Leinöl, Leindotteröl, Rapsöl
  - Hanföl, Sonnenblumenöl
  B. Basenüberschüssige Fette — 78
  - Mandeln
  - Avocado
  C. Neutrale (?) Fette — 81
  - Erdnüsse
  - Cashew-Kerne, Paranuss, Pekannuss
  - Walnuss, Haselnuss
  - Kürbiskerne, Sonnenblumenkerne, Leinsamen
  - Pinienkerne, Pistazienkerne, Sesam
  - Esskastanien (Maronen), Kokosnuss
3. Kohlenhydrate — 88
  A. Säureüberschüssige Süßungsmittel — 89
  - Zucker, Honig
  - Zuckeraustauschstoffe
  - Stevia
  B. Basenüberschüssige Süßungsmittel — 97
  - Datteln, Feigen, Rosinen
  - Aprikosen, Pflaumen, Bananen
  C. Neutrale (?) Süßungsmittel — 103
  - Apfeldicksaft, Ahornsirup, Sharkara
  D. Intoleranzen — 105
  - Fruktose-, Laktose-, Gluten-Intoleranz
  E. Schwach säureüberschüssige Getreide — 107
  - Weizen, Hartweizen, Einkorn, Emmer
  - Dinkel, Grünkern, Kamut

- Roggen, Gerste, Hafer
- Buchweizen, Quinoa, Amarant
- Hirse, Teff
- Reis
- Mais
- Erdmandel (Chufa)

F. Basenüberschüssige Lebensmittel 128
- Bioaktive Substanzen, Vitamine, Mineralstoffe
- Früchte
- Gemüse
    Kartoffel
    36 Heiler aus dem Supermarkt
- Grüne Kräuter und Gewürze
- Keime und Sprossen
- Pilze

4. Getränke 169
  A. Säureüberschüssige Getränke 169
   - Kaffee, Bier, Wein
  B. Basenüberschüssige Getränke 171
   - Quellwasser, Ayurveda-Wasser
   - Verdünnte Frucht-/Gemüsesäfte
   - Zitronenschalentee, Kräutertee, Grüner Tee

III. DIE BASISCHE ERNÄHRUNG IM ALLTAG 176
MIT EMPFEHLUNGEN UND TIPPS FÜR
EINE GESUNDE ERNÄHRUNG 181

V. NÜTZLICHE ADRESSEN 186

VI. LITERATURVERZEICHNIS 188

VII. REZEPTE 190

Vorwort

Hippokrates, der bekannteste griechische Arzt, auf den heute noch alle Ärzte ihren Eid leisten und ihr Handeln einem hohen Maß ethischen Verantwortungsbewusstseins unterstellen, gilt mit seiner Lehrmeinung noch heute als Vorbild für Naturheilmediziner:

- *Täglich pflanzliche Frischkost*
- *Zurückhaltung bei tierischen Nahrungsmitteln*
- *Zweimal jährlich eine Fastenzeit*
- *Zweimal jährlich ein Aderlass*
- *Tägliches Arbeiten bis zum Schwitzen*
- *Tägliche Ganzkörper-Ölmassage zur Entspannung*

Wenn es auch oft nicht mehr gelingt, alle seine Empfehlungen täglich einzuhalten, so können wir unsere Gesundheit auch heutzutage besonders nachhaltig durch unsere tägliche Nahrungsaufnahme beeinflussen. Und die Menschen reagieren entsprechend empfindlich auf Horrormeldungen über BSE, Antibiotika in Lebensmitteln, Acrylamid in Babynahrung, Nebenwirkungen von Hormonen und Zusatzstoffen sowie Verunreinigung in Futtermitteln lassen die Verbraucher immer wieder hoch schrecken. Leider hält die Aufmerksamkeit nur kurze Zeit an, zu schnelllebig ist unsere Zeit. Da heißt es, sich auf das zu besinnen, was Professor Werner Kollath vor über 50 Jahren sagte:

„Lasst die Nahrung so natürlich wie möglich!"

Die Autorin und Azidosetherapeutin Doris Wroblewski schreibt, dass es mit der Ernährung dort wieder anzufangen gilt, wo die Welt (fast) noch in Ordnung ist: **in der Küche der Natur.** Gemüse, Salate, grüne Kräuter und Gewürze, reifes Obst, Nüsse, Samen und Getreide sowie reines gesundes Wasser sind die besten Bausteine für eine ausgewogene Ernährung und der beste Garant für ein langes Leben in Freude und Gesundheit. Leider ist diese natürliche Ernährungsform für viele von uns in der Hektik des Alltags mit der Bevorzugung von Fastfood und als Folge des allgemeinen Angebotes, das durch Kommerz und Werbung geprägt ist, nicht mehr die normale Ernährungsform.

So heißt es für die Autorin, die Menschen dort abzuholen, wo sie stehen: bei der Überlastung des Organismus mit Stoffwechselendprodukten, der **Übersäuerung**. Aufgrund ihrer Erfahrung mit Kranken und Übergewichtigen kennt sie die Symptome und Ursachen der Übersäuerung und möchte die Leserinnen und Leser zu einer vitalstoffreichen „basischen" Kost animieren. Der normale Vertragsarzt hat in der täglichen Praxis nicht die Zeit, seinen Patienten die Bedeutung einer Ernährungsumstellung zu erläutern und zu einer vernünftigen, gesunden und naturbelassenen Kost, die Krankheiten in Schach hält und Gesundheit und Immunabwehr stärkt, zu animieren.

In dem vorliegenden Buch finden wir nicht nur eine mögliche Erklärung für viele Wehwehchen, für manche Befindlichkeitsstörung, kurzum: für unser „Sauer-Sein". Es werden auch Lösungswege aufgezeigt, wieder aus der Übersäuerung heraus zu kommen, Gesundheit in eigene Verantwortung zu nehmen, ein neues Leben zu finden und die Kraft, sein Leben selbstbewusst zu gestalten und zu genießen. Man muss nicht von vorneherein alles kritiklos übernehmen, sondern sollte stets die eigene Intuition mit einfließen lassen. Entscheidend aber ist, überhaupt erst einmal zu beginnen, sich mit gesunder Ernährung und Lebensführung zu befassen.
Basische Kost muss nicht Verzicht bedeuten, sondern ermöglicht – die Rezeptbeispiele untermauern es – zahlreiche neue oder in Vergessenheit geratene Speisen und Geschmacksrichtungen zu entdecken.
Dass Sie dadurch *Ihren* persönlichen Weg finden mögen, wünscht Ihnen Rainer Matejka

Dr. med. Rainer Matejka war viele Jahre Präsident des DNB (Deutscher Naturheilbund e.V.), ist Chefredakteur der Zeitschrift „*Naturarzt*" und leitet eine eigene Tagesklinik in Kassel-Wilhelmshöhe.

EINLEITUNG

LIEBE LESERIN, LIEBER LESER,

bei meinem Besuch 1985 in den USA fiel mir auf, wie viele unförmig-dicke Menschen in den Straßen zu sehen waren. Wie alles, was aus Amerika zu uns rüberschwappt, kam die Welle mit der üblichen zeitlichen Verzögerung auch bei uns an. Aber im Gegensatz zu früheren Aussprüchen wie „Wir sind rund – na und?", scheinen viele Menschen unter ihrer Körperfülle zu leiden. Das beweisen die wie Pilze aus dem Boden schießenden Schönheitsinstitute, in denen da etwas abgesaugt, dort etwas hinzugefügt, hier etwas unterspritzt, dort etwas korrigiert wird, kurz die Menschen werden mit kaum haltbaren Schönheitsidealen konfrontiert und leiden unter der eigenen Unzulänglichkeit. Manche, besonders Jugendliche, geben zwar an, weniger unter ihrem Erscheinungsbild zu leiden, aber die immer mehr jetzt jüngere Menschen bedrohenden, früheren „Alterskrankheiten" wie Gicht, Rheuma, Osteoporose, Herzinfarkt oder Diabetes sprechen eine andere Sprache.

Wie geht es Ihnen, wenn Sie morgens vor dem Spiegel stehen? Lächeln Sie sich an und grüßen Sie damit jede Zelle Ihres Körpers freundlich und stellen sich insgesamt positiv auf den Tag ein? Oder hat der obligatorische Gang auf die Waage Sie ebenso erschreckt wie die geschwollenen Lider, das struppige Haar und die Falten im Gesicht? Lässt der Gedanke an die bevorstehenden Anforderungen des Tages Sie am liebsten sofort den Rückzug ins Bett antreten und das dazu gehörige Unwohlsein, Kopf- oder Bauchweh stellen sich auch prompt ein?

Finden Sie eine Erklärung für dieses Unbehagen? Früher sind Sie doch auch fertig geworden mit den Anforderungen, die das Leben an Sie stellte, ob im Beruf oder in der Familie. Und jetzt? Sind

Sie vielleicht in einer Phase, dass Sie von Arzt zu Arzt rennen, aber keiner etwas feststellen kann? Objektiv erscheinen Sie gesund, weder im Labor, noch mit Hilfe von High-Tec lässt sich eine Krankheit, etwas Organisches finden, aber Sie fühlen sich einfach nicht wohl in Ihrer Haut, subjektiv fühlen Sie sich krank. Sind Sie krank? Oder:

Sind Sie sauer? Körperlich und psychisch?

Mit der folgenden Schrift möchte ich Ihnen helfen, sich zu informieren und die Ursachen für viele Unzulänglichkeiten und Wehwehchen zu erkennen. Nur Sie können etwas ändern, nicht der Partner, nicht der Arzt. Ich möchte Ihnen Wege aufzeigen, wie Sie aus Ihrem Dilemma heraus kommen können. Ich möchte Ihnen zeigen, welche Zusammenhänge zwischen Ernährung und Gesundheit bestehen und wie Sie sich und Ihre Ernährung auf eine völlig **neue Basis** stellen können, **auf die basische Kost**. Davon benötigen Sie weitaus weniger als von der herkömmlichen und Sie leben damit wahrscheinlich weitaus länger und das in Gesundheit.

Ich bin fest davon überzeugt, wenn Sie am eigenen Köper erlebt haben, wie wichtig eine gesunde Ernährung für Ihr Wohlbefinden ist, wie sich mit einer veränderten Ernährungs- und Lebensweise auch eine neue Vitalität und Gesundheit ergibt, dass Sie dann der morgendliche Blick in den Spiegel wieder freut, dass Sie dann voller Energie und Lebensfreude in den Tag gehen, dass sich dann die Gelassenheit einstellt, die Sie wieder heilt, Ihren Körper, Ihre Seele, Ihren Geist.

Viel Erfolg, viel Durchhaltekraft, viel Freude dabei
                      wünscht Ihnen

                Ihre Doris Wroblewski.
Regensburg/Vale da Telha 2003/2009

BASISCHE KOST -
Gesundheit aus der Küche der Natur

Bei meinen Arbeiten im Zusammenhang mit der Basischen Kost fiel mir auf, dass in dem Wort basisch eben auch das Wort Basis steckt. Basis ist eine Grundlage, etwas Festes, Bodenständiges, auf dem aufgebaut werden kann. Welcher Zusammenhang besteht zwischen Basis oder basisch, das synonym ist mit „alkalisch", und dessen Gegensatz sauer ist? Gibt die basische Kost eine Basis fürs Leben?

I. SÄUREN UND BASEN

Säuren und Basen sind Gegensätze, die chemisch gesehen den Sättigungsgrad einer Flüssigkeit mit Wasserstoff-Ionen oder Sauerstoff-Ionen kennzeichnen.. Da dies beziffert wird nach der Anzahl der Wasserstoffionen, sprechen wir von einer bestimmten Maßeinheit, dem **ponds hydrogenii, dem Gewicht an Wasserstoff, dem pH-Wert.**

Der am besten ausgeglichene Zustand, das Yin-Yang zwischen Wasserstoff- und Sauerstoff-Ionen, ist das Wasser, Hydrogeniumoxid, H_2O. Da der Sauerstoff zweiarmig ist, kann er zwei Moleküle Wasserstoff binden: Bei genauerer Untersuchung des Wassers stellen wir fest, dass es aus **sauren H-plus -Ionen und basische/alkalische OH-minus -Ionen** besteht. Die Bezeichnung plus und minus ergibt sich aus ihrer elektrischen Ladung. Bei 22 Grad Celsius ist die Gesamt – Ionenart der Wasserstoff-Ionen und der Hydroxyl-Ionen im Gleichgewicht, dem pH 7. **Der pH 7 ist neutral.**

Überwiegt in einer Flüssigkeit der Anteil der sauren H-plus-Ionen, sprechen wir von einer Säure (pH 0 bis 7), überwiegen die OH-minus-Ionen ist es eine Base oder Lauge (pH 7 bis 14).

Die Skala der pH-Werte reicht von der extremen Säure, der totalen Sättigung mit H-plus-Ionen, dem pH 0, bis zur extremen Base, dem pH 14, der totalen Sättigung mit OH-minus-Ionen.

0 - 3 stark sauer
    4 – 6,9 schwach sauer
        7 neutral
            7,1 – 10 schwach basisch
                11 - 14 stark basisch

Die Veränderung um einen Wert in der Skala ist eine Verzehnfachung der Ionen, so dass der saure Regen mit einem Wert von pH 4 gegenüber dem neutralen Wasser mit pH 7 zehn x zehn x zehn Mal sauer, also 1000fach saurer ist! Verständlich, dass sich in sauren Seen die Fische nicht mehr wohl fühlen und sterben, weil ihre empfindliche Außenhaut diese Säurekonzentration nicht verträgt. Verständlich, dass die Wurzeln der Bäume im sauren Boden nicht mehr ausreichend verankert sind, weil Bodenstruktur und Wurzeln sich verändert haben. Verständlich, dass der pH-Wert im Meer absinkt und die Kalkbildung von Korallen und anderen Meerestieren verlangsamt wird.

1. Säuren und Basen in unserem Organismus

In unseren Körperflüssigkeiten wie Schweiß, Tränen, Lymphe, Speichel, Blut, Urin, Sperma, Schleim, Sekret oder Gewebeflüssigkeit haben wir verschiedene pH-Werte, die sich überwiegend im basischen Milieu befinden. Sie haben eine bestimmte Bandbreite, einen Bereich, in dem sie optimal arbeiten.

Dieser optimale pH-Wert bedeutet gleichzeitig, dass es uns gut geht, dass wir uns wohlfühlen, dass wir gesund sind. Falls diese Werte längere Zeit außerhalb der Norm sind, beeinträchtigen sie nicht nur unser Wohlbefinden, sondern verursachen bestimmte Störungen und/oder Krankheiten, wie im Kapitel über die Stadien der Übersäuerung beschrieben.

Die pH -Werte in unserem Körper sind folgende:

Magensaft	1,5 - 2,0
Dünndarm	5,5 - 7,3
Dickdarm dünnflüssig	6,0 - 6,7
verstopft	7,7 - 8,5
Nierenkapazität	4,0 - 9,0
Morgenurin	5,0 - 7,0
Urin	4,0 - 8,5
Herzmuskel	6,9
Herzmuskel bei Infarkt	6,2 - 6,4
Bindegewebe	7,09 - 7,29
Haut	5,0 - 7,2
Blut	7,35 - 7,45
Tränen	7,1 - 7,4
Sperma	7,1 - 7,4
Vaginalsekret	4,0 - 7,5
Schweiß	6,9 - 7,4
Speichel	5,0 - 8,5
Fruchtwasser	6,9 - 8,5
Bauchspeichel	7,5 - 8,8
Galle	7,5 - 8,8

Leben und Gesundheit der Menschen verlaufen optimal um pH 7,4. Die meisten Organreaktionen haben einen Spielraum zwischen pH 5 und pH 8, bei manchen scheinen Extremreaktionen zwischen pH 4 bis pH 10 möglich. Auffällig ist der ständig extreme pH-Wert der Magensäure mit pH 1 oder pH 2. **Dies ist notwendig, damit alle Teile unserer Nahrung optimal aufgeschlüsselt werden können.**

Was im Folgenden über die „Säuren und Basen in unserem Organismus" relativ verkürzt dargestellt wird, finden Sie ausführlich in meinem Buch „Hilf Dir selbst! Teil-Fasten mit Basischer Kost".

A. Der pH-Wert des Blutes

Wie wichtig der optimale pH in unserem Organismus ist, lässt sich am einfachsten am Blut-pH erklären. **Unser Blut hat einen pH-Wert zwischen 7,38 und 7,42.** Vertretbar sind noch Abweichungen von 0,02 nach oben oder nach unten. Das Blut ist also ständig basisch, muss basisch sein, denn wenn der pH-Wert minimal in Richtung sauer absinkt, können lebensbedrohliche Zustände eintreten. Fiele das Blut beispielsweise auf pH 6,9, erstarrten die sonst sehr flexiblen roten Blutkörperchen, verklumpten mit einander und verstopften die Gefäße. Der Blutstrom käme zum Stillstand, und wir wären klinisch tot. Es könnte also zu Schlaganfall, Herzinfarkt, Herzstillstand oder Koma kommen. Damit dies nicht passiert, hat der Organismus **gewisse Puffersysteme**, die ihm helfen, bei einer plötzlichen Übersäuerung (wie beispielsweise beim extremen Sport) mit den anfallenden Säuren fertig zu werden.

Da schon ein leichtes Absinken des Blut-pH-Wertes unter 7,35 gefährlich ist, sprechen wir bereits hier von einer **Azidose, eigentlich müsste es Blutazidose heißen.** Denn eine absolute Azidose, eine Übersäuerung, beginnt erst im Bereich unter pH 7.

Wir Laien können den Blut-pH-Wert nicht überprüfen. Das wird auf den Intensivstationen mit Hilfe der Blutgasanalyse gemacht oder in einigen Privatpraxen auch ambulant, erfordert allerdings einige Kenntnisse und spezielle Geräte.

Wir Laien können andere Körperflüssigkeiten überprüfen wie den Urin oder Speichel beispielsweise. In meinen **Vorträgen gebe ich gerne pH-Teststreifen** aus. Ein Teil des Streifens wird sofort dazu benutzt, den **Speichel-pH zu überprüfen.** Mit dem anderen Teil kann zu Hause der **Urin-pH** überprüft werden. Sie könnten auch Tränen- oder Vaginalflüssigkeit, Sperma oder den Schweiß überprüfen. Teststreifen (Indikatorpapier) gibt es in der Apotheke.

B. Der pH-Wert des Speichels

Ich stelle den Zuhörern gerne die Frage, wie denn wohl der gesunde Speichel-pH beschaffen sein muss. Die Ansichten der Anwesenden gehen weit auseinander. Auch die Ansicht der Wissenschaftler zu diesem Thema ist vielfältig. Noch Anfang der 80er Jahre sagte ein Zahnarzt in seinem Vortrag, dass in den Lehrbüchern der Zahnmedizin stehe, der gesunde Speichel sei sauer. Zum Glück scheint hier ein Umdenken einzusetzen, und selbst in der Werbung für Zahnpasten kann man heute manchmal etwas anderes hören

Es kann zwar sein, dass der Speichel sauer ist und dass viele Menschen nicht nur vorübergehend, sondern ständig einen sauren Speichel haben, aber das ist nicht gesund! Ist der Speichel ständig sauer, so ist es nicht verwunderlich, wenn immer mehr Menschen schon sehr früh dritte Zähne brauchen, denn ein ständig saurer Speichel greift zwangsläufig die Zähne an.

Die Säuren haben nämlich die Tendenz, sich mit Basen zu verbinden, um sich zu neutralisieren und als neutrale Salze den Organismus zu verlassen. Kalzium, Magnesium, Kalium und Natrium sind basische Mineralstoffe und stehen im Organismus ständig zur Verfügung. So beispielsweise das Kalzium in unseren Zähnen. Haben wir ständig einen sauren Speichel, greift dieser zwangsläufig auf das Kalzium in den Zähnen und somit den Zahn an. **Karies** ist die Folge, und was ist Karies? Mein Kollege Peter Jentschura sagt so treffend:

Karies ist die Osteoporose des Kindesalters.

Jede Hausfrau setzt erfolgreich Essig gegen Kalkablagerungen ein, beim WC, bei den Armaturen oder bei der Kaffeemaschine. Das Gleiche passiert, von uns unbeabsichtigt, auch in unserem Organismus. Die Säure „frisst" Kalzium, sowohl bei der Karies aus den Zähnen als auch bei der Osteoporose aus Knochen.

Der bekannte Zahnarzt Georg Schnitzer, schreibt in einem seiner Bücher, wie **ein gesunder, basischer Speichel kleine Fissuren selber reparieren kann**. Wenn aber bei einer falschen Ernährungsweise - beispielsweise mit viel Süßigkeiten - der Speichel-pH längere Zeit sauer ist, wird Kalzium zur Neutralisierung der im Mund die Zähne angreifenden Säuren verbraucht. Die Folge ist: der Zahnschmelz wird zerstört. Dann gelingt es dem Organismus nicht mehr, kleinere Schäden mit den Mineralstoffen des Mundspeichels selbständig zu reparieren. **Nur ein basischer Speichel kann mit basischen Mineralstoffen kleine Defekte beheben.** Ist der Schaden in den Zähnen größer, nisten sich bestimmte Bakterien ein, die Löcher werden sichtbar und müssen teuer und schmerzvoll beim Zahnarzt repariert werden.

In Deutschland wird immer noch Amalgam für die Ausbesserungsarbeiten im Mundbereich verwendet, obwohl es für viele Folgekrankheiten mit verantwortlich gemacht wird. In Schweden ist es seit Anfang 2009 generell verboten. Meine Vermutung ist, dass ein saurer Speichel-pH zur Aufspaltungen der Amalgambestandteile führen kann, welche dann in die Blutbahn dringen und zu Störungen im Gesamtorganismus (u.a. Alzheimer?) führen können. Amalgam ist eine Quecksilberlegierung. Ein saurer Speichel verändert bekannterweise das Mundmilieu. So kann es bei Zahnfüllungen, die aus verschiedenen Metallen bestehen, zu nachweisbaren messbaren elektrischen Strömungen im Mundbereich kommen.

Für mich ist der Speichel-pH ein früher Indikator für die Gesundheit eines Menschen, für einen ausgeglichenen Mineralstoffhaushalt im Gesamtorganismus, für eine geregelte Enzymtätigkeit, für ein gesundes Gebiss. Ein ständig saurer Speichel-pH weist in einem frühen Stadium auf kommende Schäden im Mundbereich und eine Unterversorgung an Basen im Organismus mit allen ihren Folgen hin. Und nicht nur beim Menschen!

Früher war es durchaus üblich, einem Tier vor dem Kauf erst einmal ins Maul zu schauen, ob seine Zähne gesund sind. Ein bekanntes Sprichwort lautet: „Einem geschenkten Gaul schaut man nicht ins Maul". Das soll sagen, man muss sich bei einem Geschenk eben mit dem, was man bekommt, zufrieden geben. Wenn der geschenkte Gaul auch schon alt und vielleicht nicht mehr ganz gesund ist, so ist der doch billig erstanden und kann vielleicht noch gute Dienste leisten.

Sie aber sollten ständig Ihre Aufmerksamkeit auf den Zustand Ihrer Zähne lenken. Denn Sie sind für die Gesundheit Ihrer Zähne, für einen gesunden pH-Wert Ihres Speichels und somit für Ihre Gesundheit insgesamt verantwortlich.

Zeigt nämlich bereits der pH-Wert im Mund größere Abweichungen von der gesunden Norm, ist es um die anderen pH-Werte meist auch nicht besser bestellt. Fehlende Basen im Mundspeichel sind nicht nur für das Entstehen von Karies verantwortlich, sondern auch für Zahnstein und Steine in den Speicheldrüsen! Sie sind weiterhin verantwortlich für eine unzureichende Vorverdauung der Kohlenhydrate im Mund und führen somit zu Blähungen und Verdauungsstörungen. Nicht umsonst heißt es, „Gut gekaut, ist halb verdaut!" Der Mundspeichel und die in ihm enthaltenen Enzyme setzen den Vorgang der Aufspaltung von Zucker und Stärke aus der Nahrung in Gang.

In manchen naturheilkundlichen Zahnarztpraxen können Sie auch Hinweise auf **„Die energetischen Wechselbeziehungen zwischen Zahn-Kiefergebiet und dem übrigen Organismus"** finden. Dabei wird jeder (kranke) Zahn in einen Zusammenhang gebracht mit Sinnesorganen, Gelenken, Rückenmark-Segmenten, Wirbeln, Organen und Endokrinen Drüsen. Dies ist entstanden aus der Elektroakupunktur-Diagnostik nach Voll und sehr nützlich für die Gesamtdiagnostik der Gesundheit im Organismus.

C. Der pH-Wert des Urins

Der Urin-pH ist zu Hause leicht zu kontrollieren. Hier gibt es extreme Werte von pH 4 bis pH 9, was aber normal sein kann. So ist unser Morgenurin sauer, zumindest saurer als zu anderen Tageszeiten, stellt doch die Ausleitung der Säuren über den Urin gerade während der Nacht eine wichtige Regulation des Körpers dar. Etwa zwei Stunden nach der ersten und nach jeder folgenden Mahlzeit sollte der Urin nicht mehr sauer, sondern basisch sein.

Haben wir eine basische Mahlzeit zu uns genommen und der Körper verfügt über ausreichende Basen im Verdauungssystem, so kann er einen momentanen Basen-Überschuss mit dem Urin abgeben. Ist das nicht der Fall, so werden alle durch die Nahrung aufgenommenen und später im Blut verfügbaren Basen von den Verdauungsorganen, allen voran Leber und Bauchspeicheldrüse, aufgesogen, und der Urin bleibt zwei Stunden nach einer Mahlzeit sauer. Im Laufe eines Tages kann sich dies durch ein hohes Angebot an basischen Mahlzeiten immer mehr zu einem höheren Urin-pH verschieben, bis über den Urin auch Basen ausgeschieden werden und der Urin-pH basisch wird. Dies ist auf den Teststreifen durch Farbveränderung nachweisbar.

Sollte diese Verschiebung in Richtung Base nicht eintreten und der Urin ständig sauer sein, sprechen wir von einer **Säurestarre, die dringend behandlungsbedürftig ist. Sollte der Urin ständig basisch sein, so kann auch das auf eine Starre in der Regulation hinweisen.** Bei Personen, die kein Basendefizit haben, können Speichel und Urin bei gleichzeitiger Messung ähnliche basische pH-Werte aufweisen, auch bereits am frühen Morgen. Ein kleiner Test kann bei Zweifeln Klarheit schaffen Wenn wir morgens einen Esslöffel Kaisers Natron oder ein anderes Basenmittel in einem Glas Wasser aufgelöst trinken und seine spätere Wirkung auf den Urin-pH prüfen, so sollte der Urin basisch sein. Ist dies nicht der Fall, so ist dies als Zeichen für einen Basenmangel zu werten.

2. Die Ausscheidung der Säuren

In unserem Organismus fallen ständig Säuren an, die gebildet werden aufgrund
- der Muskeltätigkeit
- der Verdauungstätigkeit
- der Energiegewinnung
- des Auf- und Abbaus von Zellen.

Diese Säuren werden am besten bei Nacht im Ruhezustand, wenn alle Muskeltätigkeit auf ein Minimum herab gesetzt ist, die Verdauung weitgehend ruhig gestellt und weniger Energie benötigt wird, neutralisiert und über Lunge, Haut, Niere und Darm ausgeschieden.

Die Lunge eliminiert die flüchtigen Säuren wie die Kohlensäure
- aus dem Kohlenhydrat- und Fettstoffwechsel sowie der Energiegewinnung in den Zellen,
- aus dem Abbau der Milchsäure aus der Muskeltätigkeit,
- aus der Brenztraubensäure, einem Zwischenprodukt eines unzureichend arbeitenden intermediären Stoffwechsels,
- aus der Oxalsäure aus Rhabarber, Spinat oder Tomaten,
- aus der Säure aus Früchten und weiteren flüchtigen Säuren.

Die Niere eliminiert die nicht flüchtigen, die fixen Säuren, die nicht abgeatmet werden können, die starken Säuren wie
- Harnsäure aus dem Zellabbau und dem Fleischverzehr,
- Schwefel- und Phosphorsäure aus der Aufspaltung der tierischen Eiweiße oder aus Fäulnisprozessen,
- Acetylsalicylsäure aus Schmerzmitteln,
- Salpetersäure aus gepökelten Lebensmitteln und andere starke Säuren.

Die beste Zeit zur Neutralisierung und Ausleitung der flüchtigen und der fixen Säuren ist die Nacht, wenn die körperliche Belastung auf ein Minimum reduziert ist und die inneren Organe auf die Ausscheidungstätigkeit eingerichtet sind. Die Lungen atmen gleichmäßig Sauerstoff ein und geben Kohlendioxid ab. In den Lungenbläschen tauschen die roten Blutkörperchen über die eingeatmete Luft Kohlensäure gegen Sauerstoff. Das Blut färbt sich hellrot und wandert zum Herzen. Mit jedem Herzschlag wird das mit Sauerstoff gesättigte Blut zu den einzelnen Zellen transportiert und gegen Zellabfallprodukte wie Kohlendioxid ausgetauscht.

Voraussetzung ist eine ausreichende Sauerstoffzufuhr und ein ausreichendes Schlafen bei geöffnetem Fenster, auch im Winter!

Voraussetzung ist auch ein geregeltes Funktionieren des zinkabhängigen Enzyms Carbonanhydrase. Dieses Enzym finden wir sowohl in den Zellen der roten Blutkörperchen wie auch in den Zellen der feinen Nierentubuli. Bei spielen beim Säure-Basen-Gleichgewicht eine wichtige Rolle.

Liegt Carbonanhydrase vor, dann können die Nieren sich in der Nacht in Ruhe der Ausscheidung widmen, ohne dass durch große Muskeltätigkeit oder säurebildende Nahrung große Mengen von neuen Säuren anfallen. Die nicht flüchtigen, die fixen Säuren, die nach ihrer Neutralisierung mit Basen in der Blutbahn zu den Nieren transportiert wurden, werden in einem komplizierten Verfahren in den Nieren von wieder verwertbaren Basen getrennt und die Säurereste werden im Urin ausgeschieden. Das funktioniert aber nur, wenn das **Enzym Carbonanhydrase wirken kann, was vom pH-Wert und Zink abhängt.**

Je mehr Säuren im Organismus anfallen und hinausbefördert werden können, desto niedriger wird der Urin-pH. Der kann am frühen Morgen einen extremen Wert von **pH 4 (!)** anzeigen, das ist 10x10x10mal weniger als pH 7, also **1000fach saurer als der Neutralwert. Das ist wie Essig! Dabei nicht dauerhaft zu Schaden zu kommen, stellt eine gewaltige Leistung der Nieren, der Harnleiter und der Blase dar!**

Verständlich, dass dies nicht auf Dauer vorkommen darf, denn bei einem ständigen Urin-pH-Wert von 5 und darunter wird die Funktion der feinen Nierenkanälchen empfindlich gestört und die künftige Abhängigkeit von einem Dialysegerät ist vorprogrammiert. Auch kommt es leichter zu Blasenentzündungen, Brennen beim Wasserlassen und Irritationen der empfindlichen Schleimhäute der betroffenen Organe.

Fassen wir zusammen:

Ob eine Flüssigkeit als Säure oder Base bezeichnet wird, hängt von ihrer Sättigung mit H-plus-Ionen oder OH-minus-Ionen, dem pH-Wert ab.
- Der neutrale pH-Wert liegt bei 7.
- Unsere Körperflüssigkeiten haben bestimmte pH-Werte, die einen geringen Spielraum zulassen.
- Unsere Körperfunktionen und unsere Gesundheit sind pH-Wert abhängig.
- In Verbindung mit Wasser (H_2O) entsteht aus Kohlendioxyd (CO_2) Kohlensäure (H_2CO_3), eine flüchtige Säure. Sie wird über die Lunge abgeatmet.
- Phosphor-, Schwefel- und Harnsäure sind fixe Säuren. Sie können nur mit Hilfe von basischen Mineralstoffen neutralisiert und über die Nieren als Salze ausgeschieden werden.
- **Basische Mineralstoffe sind u.a.: Kalium, Natrium, Eisen, Magnesium, Kalzium, Lithium, Mangan, Rubidium, Cäsium.**
- Im Organismus fallen ständig Säuren an.
- Ein gesunder Organismus wird mit den Säuren spielend fertig! Unterstützt wird er dabei durch Ruhe, aber auch körperlicher Bewegung mit ausreichender Aus-Atmung.
- Bei einer momentanen Übersäuerung schützen zusätzliche diverse Puffersysteme vor einem plötzlichen Säuretod.
- Speichel und Urin sind frühe Indikatoren für einen Basenmangel im Organismus.

3. Gestörte Ausscheidung der Säuren

Stehen dem Organismus nicht genügend Basen zur Verfügung, damit in Ruhe die Säuren neutralisiert und ausgeschieden werden können, dann werden Säuren aus der Blutbahn durch die Adernwand ins Bindegewebe verschoben. Dort bleiben sie in wässriger Lösung gespeichert. Anfangs lassen sie sich immer wieder bei günstiger Gelegenheit, bei genügendem Vorhandensein von ausreichenden Basen und/oder im Ruhezustand als Salze neutralisiert in die Blutbahn zurück transportieren und über Lunge und Niere, aber auch Haut, Leber und Darm ausscheiden.

Wenn der Anfall der Säuren aber zu groß wird,
- wenn wir nicht genügend Ruhephasen einhalten,
- wenn wir kaum noch an frischer Luft spazieren gehen,
- wenn wir nur noch in sterilen ungesunden Großraumbüros mit unzähligen Computern bei Elektrosmog arbeiten,
- wenn wir in ungelüftetem Schlafzimmern bei laufendem Fernseher neben dem rot blinkenden Radiowecker und im Strahlungsbereich von Mobilfunkmasten schlafen,
- wenn wir uns fast nur von Fastfood ernähren,
- wenn wir uns mit Kaffee oder Alkohol aufputschen,
- wenn wir viele Medikamenten einnehmen,
- wenn wir uns mit Aufputsch- oder Beruhigungsmitteln über Wasser halten,
- wenn wir die Nacht zum Tage machen (z.B. Schichtarbeiter), dann kommt es zu einer immer größer werdenden Anhäufung der Säuren im Bindegewebe, das dann auch nachts nicht mehr ausreichend „entsäuert", „entwässert".

Dieser **anfangs solartige, weiche Zustand** wird immer fester, bestimmte Enzyme nehmen ab (die Enzyme der Hyaluronidasen) und die **Konsistenz des Bindegewebes geht über von einem gelartigen Zustand in einen verhärteten, festen schmerzempfindlichen Zustand.**

A. Symptome der Übersäuerung

Machen Sie einmal den **Hauttest**: Versuchen Sie Ihre Haut zuerst am Handrücken, dann am Unter- und Oberarm, in der Nierengegend oder/und an den Oberschenkeln hochzuziehen. Sie werden schnell merken, wie unterschiedlich sich das greifen lässt. Unsere Oberhaut mit dem darunter liegenden schützenden Fettanteil lässt sich normalerweise problemlos hoch ziehen und verschieben. Wenn dieser Bereich aber „sauer" ist, dann geht das im Moment nicht mehr! Da heißt es erst, über die Ernährung für die notwenigen Basen zu sorgen und dem Körper in der Entspannung und im Schlaf die Gelegenheit zu geben, die zwischengelagerten Säuren zu neutralisieren und hinaus zu schaffen. Das ist gar nicht so leicht!

Manche Menschen meinen, ihre festen Oberschenkel seien pralles Muskelgewebe. Leider ist dies oft nur eine Verhärtung des Bindegewebes, eine **Gelose**, die sich später an dieser Stelle gerne in die unliebsamen Dellen der **Zellulite** verwandelt. Verfestigt sich nämlich der Zustand der Gelose immer mehr, dann können die kollagenen Fasern keine weiteren Säuren „zwischenlagern". Dann kommt es zu einer Übersäuerung des Bindegewebes. Diese führt zu einer Degeneration der Gewebezellen und einer Beeinträchtigung, wenn nicht sogar zu einer Zerstörung der Zellen und zu massiven Krankheiten. Und das nicht nur an den Oberschenkeln.

Auf diesem Gebiet hat besonders **Dr. Renate Collier** gearbeitet und ihre wichtigen Erkenntnisse an ihre Schülerinnen und Schüler **(Azidosetherapeuten),** zu denen auch ich gehörte, weitergegeben. Als ehemaliger Mayr-Ärztin war es ihr bei den Bauchmassagen an ihren Patienten aufgefallen, wie unterschiedlich der Zustand der Haut sein kann: Von weich, so dass man gut im Gewebe arbeiten konnte, bis hart und prall, was kaum noch eine „Behandlung" zuließ, da diese schmerzhaft war.

Ich war sehr froh, 1991 bei einem Kongress auf Renate Collier und ihre Erkenntnisse zu stoßen, hatte ich doch bisher meine Patienten lediglich zu einer anderen Ernährungs- und Lebensweise angeregt und darüber publiziert. Renate Collier erzielte mit einer besonderen Art der Massage, der **Azidose-Massage,** einer Ernährungsumstellung auf basische Kost und weiteren therapeutischen Anwendungen große Erfolge bei ihren Patienten. In Anlehnung an den Schweizer **Arzt Hugo Batt,** der vor vielen Jahren **eine Einteilung der Stadien der Übersäuerung** vorgenommen hatte, teilte sie die unterschiedliche Hautbeschaffenheit je nach dem Grad der Übersäuerung ebenfalls in vier verschieden Stadien ein und lehrte die dementsprechende Therapie.

Wenn wir uns erinnern, dass der Organismus sich am leichtesten der Säuren im Schlaf entledigen kann, so ist **das erste Zeichen von Übersäuerung die Müdigkeit.** Kleinkinder haben noch diesen wunderbaren Instinkt. Egal, wo sie gehen oder stehen, wenn sie müde sind, fangen sie an zu quengeln und zu weinen, bis sie auf den Arm genommen werden. Dort beruhigen sie sich sofort und sind bald eingeschlafen. Ihr Körper kann in Ruhe entsäuern.
Leider haben wir diesen Instinkt nicht mehr, bzw. wir unterdrücken ihn mit allen Mitteln. Wir greifen zu Hilfsmitteln, die uns noch saurer machen, wodurch wir überreizt sind und „scheinbar" wieder fit: wir trinken Kaffee, nehmen einen Drink, putschen uns mit Süßigkeiten oder Drogen auf, Sie kennen das vielleicht aus eigener Erfahrung.

Verhallt dieses erste Körpersignal der Müdigkeit ungehört und kann der Organismus nicht in Ruhe entsäuern, kommen die ersten psychischen und physischen Störungen. In diesem ersten Stadium sind wir meistens nur mit uns selbst unzufrieden. Ich sage gern, wir sind „igelig", stellen die Stacheln hoch und wissen oft nicht, warum, verletzen aber unsere Umgebung und die Menschen, die es gut mit uns meinen.

Im zweiten Stadium der Übersäuerung werden Basendepots wie Haare, Nägel, Knorpel, Kapseln, Sehnen, Bänder und Haut zur Neutralisation der Säuren zu Hilfe genommen, um einen Angriff der Säuren auf wichtige Gewebezellen und Organe zu vermeiden. Die nicht unbedingt „lebensnotwendigen" Körperbestandteile werden ihrer Basen beraubt und sind unterversorgt. Es entsteht eine Unmenge von Störungen, die oft nur als **Befindlichkeitsstörungen** bei einem Arztbesuch diagnostiziert werden. Gut, wenn ein Arzt sie überhaupt ernst nimmt und die Patientin nicht als Hypochonder bezeichnet, sondern ihr empfiehlt, Stress abzubauen und sich mehr Ruhe zu gönnen. Das ist im Prinzip richtig, erklärt aber die Ursache zu wenig.

Wir dürfen uns nicht mit der Beseitigung der Symptome zufrieden geben, wir müssen die Ursache, die Übersäuerung beseitigen: Das erreichen wir auf Dauer und endgültig nur durch eine Vermeidung der Faktoren, die zur Übersäuerung beitragen.

Im nächsten Stadium haben wir es meistens schon mit „nachweisbaren" Störungen zu tun. Ein interessantes Beispiel dafür ist das folgende: Viele Menschen leiden unter **Sodbrennen**, gehen zum Arzt und bekommen einen Säureblocker verschrieben. Das ist einleuchtend, denn das Sodbrennen hängt mit einer Überproduktion von Salzsäure im Magen zusammen. Die Schmerzen werden vorübergehend ausgeschaltet, die Säureproduktion vermindert, aber die Ursache, warum zu viel Säure entwickelt wird, wird nicht behandelt. **Die Ursache muss erkannt werden, damit eine echte „Heilung" möglich wird.**

In diesem Zusammenhang wird oft das Beispiel vom Öllämpchen im Auto verwendet. Das Warnlicht leuchtet bei Ölmangel auf. Wir dürfen es jetzt aber nicht nur einfach herausschrauben und meinen, damit sei der Schaden behoben, sondern wir müssen die Ursache beseitigen, den Ölmangel. Auch beim Sodbrennen gilt es, die Ursache zu beseitigen.

Die Ursache des Sodbrennens liegt (meistens) in Übersäuerung. Wenn unser Körper ein Defizit an Basen hat, greift er zu folgender Notmaßnahme: In den Belegzellen des Magens kann Salzsäure produziert werden, damit die **basophilen, die Basen benötigenden Drüsen** wie **Leber/Galle** und **Bauchspeichel** ihren dringend notwendigen Nachschub bekommen. Sie müssen sich das so vorstellen: Jedes Mal, wenn aus dem Magen ein saurer Schub an vorverdauter Nahrung in den Dünndarm kommt, müssen dort sofort auch basische Sekrete von Galle und Bauchspeichel zugeführt werden, die diesen sauren Brei mit ihren hochbasischen Elementen neutralisieren. Sonst würde die zarte Dünndarmschleimhaut geschädigt. Es käme zu Geschwüren, die sehr schmerzhaft sind.

Damit die Vermischung von Magenbrei und basischen Gallen- und Bauchspeichelsekreten möglich ist, muss der Körper über genügend Basen in den betreffenden Organen verfügen. Hat er sie nicht, greift er zur **Notmaßnahme der Salzsäureherstellung im Magen.** Diese wird in den Belegzellen des Magens aus den vorbeifließenden Inhaltstoffen des Blutes gebildet. Im Blut haben wir Kochsalz (NaCl), das Kohlendioxid (CO_2.) sowie das Wasser (H_2O). Daraus wird Salzsäure (HCl) gebildet, **übrig bleibt Natriumbikarbonat ($NaHCO_3$).** Dieses wird auf dem Blutweg weiter zu **Leber, Bauchspeichel und anderen basophilen Drüsen** transportiert, die daraus die notwendigen, basischen Sekrete herstellen. Sander nennt dies in seinem bereits 1953 erschienenen Buch zum Säuren-Basen-Gleichgewicht den **"Kochsalzkreislauf".**

Wenn jetzt einem Patienten, der an Sodbrennen leidet, ein Säureblocker, ein Antazidum, verschrieben wird, hilft das zwar im Moment, weil die Säureproduktion im Magen unterbrochen wird, ist aber keine dauerhafte Hilfe. **Die Ursache der verstärkten Säureproduktion im Magen ist der lebensgefährliche Basenmangel von Leber und Bauchspeichel.** Auch bei anderen Frühsymptomen der Übersäuerung passiert leider oft, dass nur ein Frühsymptom behandelt wird. Die Wirkung vieler Medikamente beruht im Grunde genommen darauf. Sie helfen im Augenblick als Symptombekämpfung, aber sie beseitigen die Ursache nicht und führen oft sogar im Gegenteil stärker in die Übersäuerung und ins nächste Stadium!

Als Beispiel dafür nennt der Heilpraktiker und Vizepräsident des Biochemischen Bundes Deutschland e.V. **Hans-Heinrich Jörgensen** in einem Artikel in der Zeitschrift „Naturarzt" die entzündungshemmenden Arzneimittel, die Antiphlogistica, wie sie beispielsweise als Antirheumamittel verordnet werden. Sie lindern im Moment, machen aber auf lange Sicht gesehen sauer. Eine ähnliche „Langzeitwirkung" hat die so oft verschriebene Acetylsalicylsäure, das Aspirin.

Lesen Sie einmal den Beipackzettel von Aspirin oder anderen Medikamenten. Da muss man Angst bekommen, die Tabletten überhaupt einzunehmen. Wahrscheinlich wäre es auch besser, die Menschen würden sich wieder darauf besinnen, dass **jedes Medikament eben auch Nebenwirkungen hat** und es abzuwägen gilt, ob sich die Einnahme wirklich lohnt oder ob es nicht natürliche Wege gibt, sich aus dem Teufelskreis zu befreien. Manche Menschen haben auch noch die „natürliche Angst" vor den vielen möglichen Nebenwirkungen, weshalb eine Unmenge an ungeöffneten Medikamenten im Abfall erscheint zum Schaden der Krankenkassen und zum Schaden der Allgemeinheit.

Deshalb ist es wichtig, die Ursachen der Übersäuerung sowie die verschiedenen Stadien der Übersäuerung oder besser des Basenmangels zu erkennen und daran zu arbeiten, dies zukünftig zu vermeiden. Nur so lassen sich säurebedingte Krankheiten, Basen-Mangel-Krankheiten vermeiden, wie sie im Folgenden dargestellt sind.

B. Stadien der Übersäuerung

Die Einteilung der verschiedenen Grade der Übersäuerung nach Batt habe ich auf Grund meiner Erfahrung mit vielen Kursteilnehmern ergänzt und abgewandelt.

a. Stadium der Erschöpfung

- **Müdigkeit**
- **Gereiztheit**
- **Schreckhaftigkeit**
- **Aggressivität**
- **Abgeschlagenheit**
- **Verspanntheit**
- **Empfindlichkeit**
- **Antriebsschwäche**

Diese Erscheinungen sind regenerierbar durch ausreichende Ruhephasen und Schlaf, durch Urlaub, Ausspannen, Lachen und die Seele baumeln lassen. Sollten wir allerdings nicht auf die ersten Anzeichen der Übersäuerung achten, uns keine Erholungsphasen gönnen, so sind die nächsten Symptome, das nächste Stadium vorprogrammiert.

b. Stadium der Sensibilisierung

Empfindlichkeiten gegen
- Lärm, Licht, Kälte, Sonnenschein, Schmerz
- Frieren, Sonnenbrand, Nieskrampf
- Empfindlichkeit der Zahnhälse

Gefäßlabilität
- Weißwerden der Finger
- Fliegende Hitze
- „Aufgequollensein"
- Fleckförmige Rötung
- Hitzewallungen
- Erhöhte Pulsfrequenz

Muskelverspannungen
- Wadenkrämpfe
- Augenlidzittern
- Zähneknirschen
- Schluckauf
- Schlechteres Sehen
- Morgensteifheit

Befindlichkeitsstörungen - Morgendliches Einschlafen von Armen und Beinen, Fingern und Zehen

Vermehrte Ausscheidungen
- Durchfälle
- Augentränen
- Vermehrter Speichelfluss
- Vermehrte Schleimbildung in Bronchien
- Auswurf
- Milchschorf
- Ödeme
- Juckreiz
- Mundgeruch
- Übelriechender Urin
- Ausfluss
- Verstärktes Ohrenschmalz
- Fließschnupfen
- Pickel- und Pustelbildung
- Blutergüsse
- Nachtschweiß
- Fußschweiß
- Brennen beim Wasserlassen

Knacken in den Gelenken

Gelegentliche Schlafstörungen
- Angstträume, unruhiges Schlafen, Schnarchen, Tagesmüdigkeit
- nächtliches Wasserlassen

Schwangerschaftserbrechen

Gewichtsschwankungen - **Gefühlsschwankungen**

Konzentrationsmangel - **Vergesslichkeit**

Diese Störungen sind durch eine Umstellung der Ernährungs- und Lebensweise wieder zu beheben. Essen Sie mehr basenüberschüssige, weniger säureüberschüssige Kost, wie es im Folgenden beschrieben wird. Achten Sie darauf, Stress abzubauen, achten Sie auf ausreichende Bewegung, treiben Sie Sport, sorgen Sie für ausreichenden Schlaf in gesunder Umgebung, frei von Elektrosmog, gönnen Sie sich eine „Auszeit", ein „Stopping", lassen Sie die Seele baumeln, nehmen Sie sich die Zeit zur Regeneration!

c. Stadium der Vegetativen Dystonie

Massive Schlafstörungen
- Ständige Schlaflosigkeit   - Ständige Müdigkeit
- Leichte Erschöpfbarkeit   - Leichte Schlafapnoe

vermehrte Ängste
- Nervosität, Reizbarkeit   - Depressionen

Neigung zu Infektionen
- Erkältungen   - Lang andauernder Husten
- Entzündungen

Starke Empfindlichkeit gegenüber Lärm -Alkohol - Nikotin - Kälte - Nässe - Wind - Sonne - Zugluft

Rheumatische Erscheinungen, wandernde Gelenkschmerzen

Wiederholte Angina, Polypen, Sinusitis
Extrasystolen (unregelmäßige Schläge des Herzens)
Kopfschmerz, Migräne
Erhöhte Laborwerte
Gelosen

Durchblutungsstörungen
- Kämpfe, Verspannungen   - Kalte Hände/ Füße
- Unruhige Beine   - Krampfadern
- Schwindel   - Ohrensausen
- Gelegentlicher Tinnitus

Schädigung der Haut
- Risse, Trockenheit   - spröde Lippen
- Faltenbildung   - Altersflecken
- Ekzeme   - Furunkel
- Quaddeln   - Hautjucken

Schädigung der Haare
- Stumpfe Haare, Spliss   - Haarausfall

Schädigung der Nägel
- Brüchige Nägel   - Gewölbte Fingernägel
- Längsrillen   - Weiß gefleckte Nägel
- Nagelpilz

Schädigung der Muskeln, der Bänder und der Sehnen
- Muskelverspannungen am Hals/Rücken, der Hüfte
- Rückenschmerzen   - Starker Muskelkater
- Kurzsichtigkeit   - Weitsichtigkeit
- Tennisellenbogen   - Bänderriss
- Hallux valgus   - „Scheuermann"

Schädigungen der Knorpel, Gelenke, Knochen
- Arthrose   - Gelenkschmerzen
- Bandscheiben-/Knochendeformationen

Veränderungen an den Zähnen
- Zahnfleischbluten   - Zahnfleischschwund
- Parodontose   - Zahnstein

Verdauungsstörungen
- Starke Blähungen   - Vermehrte Durchfälle
- Anhaltende Verstopfung   - Hämorrhoiden
- Saures Aufstoßen   - Sodbrennen
- Durchlässigkeit der Darmwände für Gifte

Störung der endokrinen Drüsen
Frigidität – Impotenz – Nachwuchsmangel
Neuralgien
Veränderungen in der Psyche – Hyperaktivität
Skrupellosigkeit – Maßlosigkeit - seelische Verrohung
Suchtverhalten: Workaholic – Alkoholic – Drogen - Nikotin

Hierbei heißt es: **sofortige Veränderung der Lebensweise, konsequente Umstellung der Ernährung auf basische Kost** wie beim zweiten Stadium beschrieben. **Führen Sie mein Teil-Fasten durch** (siehe Literaturverzeichnis) **oder ein strenges**

Fasten mit therapeutischer Begleitung und Hilfe. Warten Sie nicht, bis sich diese Symptome zu manifesten, andauernden Krankheiten entwickelt haben. Nehmen Sie bei Bedarf therapeutische Hilfe in Anspruch, z.B. Thalasso-Meerwasser-Therapie oder Azidose-Kuren. Nur wenn Sie diese Störungen ernst nehmen, lassen sie sich auch im Anfangstadium beheben. Aber wissen Sie immer:

Heilen können Sie nur sich selbst allein!

d. Stadium der manifesten Krankheiten

Allergien, Aids, Alzheimer, Asthma, Arthrose, Apnoe
Bluthochdruck, Bandscheibenvorfall
Candida, Cholesterinerhöhung, Colitis ulcerosa
Diabetes, Dyspnoe
Embolie, Enteritis
Furunkulose, Fettleber, Fingerpolyarthrose, Fibromyalgie
Gicht, Geschwüre, Grauer/Grüner Star
Herzinfarkt, Hörsturz
Infektionen
Juckreiz
Kolitis, Krebs, Karies
Lymphstau, Lymphom, Lupus
Migräne, Morbus Crohn, Mikroangiopathien
Neurodermitis, Nervenleiden, Nierenversagen
Osteoporose, Ösophagitis
Prostatitis, Pankreatitis
Rheuma, Reizkolon
Schlaganfall, Schizophrenie, Steinebildung
Thrombose, Tinnitus
Übergewicht, Ulcus
Verpilzung, Verschlusskrankheiten
Wirbelgleiten, Weichteilrheuma
Zellulite, Zehengangrän und vieles mehr.

Hier helfen neben einer rigorosen Umstellung der Lebensweise, Heilfasten und einer völligen Umstellung auf rein basische Kost nur therapeutische Hilfe mit Massagen, Wickeln, Bädern, Akupressur, Yoga, Reiki, Phytotherapie, Salzwassertherapie, Basen-Präparaten und gezielten Anwendungen.

Eine Heilung ist nicht immer möglich.

Ein typisches Beispiel für die Entwicklung einer schwerwiegenden Krankheit aus den Anfangsstadien der Übersäuerung, des Basenmangels ist in meinen Augen die **Schlafapnoe**. Meist beginnt es mit **Müdigkeit**, dem ersten Stadium, dem ersten Zeichen von Übersäuerung. Im zweiten Stadium finden wir den unruhigen Schlaf, **das Schnarchen**, das morgens „Nicht-Ausgeschlafen-Sein". Im dritten Stadium kommt es zu ganz massiven Störungen. Immer mehr Menschen klagen über **Müdigkeit am Tage**, weil sie offensichtlich nachts nicht gut schlafen. Eine Überprüfung mit über Nacht angeschlossenen Elektroden ergibt meistens **Atemaussetzer**, die bis zu zwei Minuten dauern können. Zum Glück haben wir ein von unserem Willen unabhängiges Zentrum, das uns immer wieder zum Atmen zwingt, wenn das Blut durch die aussetzende Atmung zu stark mit Kohlendioxid angereichert ist. Der Schläfer schnappt wie ein Ertrinkender laut hörbar nach Luft, damit die Zellen wieder mit Sauerstoff versorgt werden und er nicht einen Säuretod stirbt.

Vorübergehend hilft es, einen Tennisball in den Schlafanzug zu nähen, damit man nicht mehr auf dem Rücken liegen kann und seinen Partner stört. Besser ist es, alles zu vermeiden, was sauer macht! Sonst landet man bald im Schlaflabor und hat wenig später ein Gerät neben dem Bett stehen, das über eine Gesichtsmaske zwangsweise vorgewärmte Luft einflößt und ein geregeltes Atmen „erzwingt", was jedoch nur **eine Symptom-, keine Ursachenbehandlung ist!**

4. Ursachen der Übersäuerung

Wie aus dem Vorangegangenen ersichtlich, hilft bei den ersten beiden Stadien der Übersäuerung eine Umstellung der Ernährung auf eine ausreichend basische Kost, weil in den meisten Fällen eine ungesunde, säureüberschüssige Ernährung zu den genannten Symptomen geführt hat. Auch im dritten Stadium, der vegetativen Dystonie, ist mit einer konsequenten basischen Kost viel zu erreichen. Selbst beim vierten Stadium würde ich nicht verzweifeln. Denn wenn einmal eine Umstellung weg vom säureüberschüssigen Fleisch hin zu mehr Gemüse und Obst erfolgte, erleben die meisten selbst bei chronischen Krankheiten eine positive Veränderung in ihrem körperlichen Befinden und ihrer Gesundheit. Daneben bringt die Ernährungsumstellung oft auch eine psychische Veränderung. Die Personen werden freier, nicht mehr so aggressiv oder ängstlich, sind offener, liebenswürdiger, können mehr loslassen, kurz sie verändern sich zum Positiven. Dies führt auf lange Sicht zu einer Veränderung der Lebensweise. Daher lässt sich vereinfacht sagen:

Ändern Sie Ihre Ernährungsgewohnheiten, verändern Sie Ihre Lebensweise und Sie gewinnen an Lebensfreude, an Energie, an Gesundheit, kurz an Lebensqualität. Aber niemand kann Ihnen diesen Schritt abnehmen.

<u>Sie sind gefordert, sich selbst zu verändern.</u>

Ihnen dabei zu helfen, ist Ziel und Aufgabe dieser Schrift.

Neben der falschen und ungesunden Ernährung gibt es noch weitere Ursachen der Übersäuerung, die aber hier nur aufgezählt werden können, da zu jedem Themenbereich ein weiteres Buch geschrieben werden könnte. Es gibt genügend Fachliteratur dazu im Handel.

Verursacher einer Übersäuerung/eines Basenmangels sind:

- **erworbene oder/und erbbedingte Störungen** der Ausscheidungsorgane wie Lunge, Niere, Darm, Haut, Leber, Drüsen

- **geologische Störzonen** wie Wasseradern

- **Elektrosmog**, besonders am Schlafplatz durch Fernseher, Richtantennen, Funkuhr, DECT-Telefone

- **Wohn- und Kleidungsgifte** wie Formaldehyd

- **ungesunde Baumaterialien** wie Asbest oder PCB

- **Chlor** im Trinkwasser, **Weichmacher** in Plastikflaschen

- **Gen- und andere Manipulationen an unseren Lebensmitteln,**
- **Zusatzstoffe in Lebensmitteln**

- **erhöhte Radioaktivität - Luftverschmutzung, Abgase**

- **schlechte Arbeitsbedingungen - schlechtes Arbeitsklima, Mobbing**

- **Überarbeitung - Dysstress, Hektik**

- **Leben gegen die innere Uhr, beispielsweise bei Schichtarbeit oder Discobesuch**

- **Lärm**

- **Bewegungsmangel**

- **Medikamente**

- **Disharmonie** in Familie, Partnerschaft, Umfeld

- **Neid, Missgunst, Hass**

Eine Pharmafirma gab einmal folgenden Aufkleber heraus:

> **Der Gesetzgeber toleriert**
> **Konservierungsstoffe, Antioxidationsmittel,**
> **Farbstoffe, Weichmacher, Stabilisatoren,**
> **Geschmacksverstärker und Emulgatoren,**
> **Insektizide, Herbizide, Fungizide,**
> **Schwermetallbelastung,**
> **Abgase, Elektrosmog, Radioaktivität,**
> **aber Ihr Körper nicht!**

Jeder dieser Bereiche ist eine eigene Ausarbeitung wert. Die Problematik kann hier nur angedeutet werden. Für den Normalbürger ist es schlimm und trägt sehr zu seiner Verunsicherung bei, dass es so **viele unterschiedliche „wissenschaftliche" Veröffentlichungen zu ein und demselben Thema gibt.** Sie können beispielsweise über die Wirkung von Medikamenten das eine, aber auch das andere lesen, Sie können über die Schädlichkeit von Sendemasten das eine wie das andere von Wissenschaftlern hören und lesen.

Seien Sie wachsam! Beobachten Sie sich und Ihren Körper! **Nicht alle Menschen sind gleich.** Was dem einen schadet, braucht für den anderen noch lange nicht gefährlich zu sein. Nehmen Sie kleinste Veränderungen an sich und Ihrem Organismus wahr. Versuchen Sie die Ursache dafür zu finden, auch wenn die Gründe dafür schon lange Zeit zurück liegen können. Ein frühes Zeichen, dass Sie auf etwas allergisch reagieren, ist die Erhöhung des Pulsschlages.. Ein weiteres frühes Zeichen, dass etwas Sie „sauer" macht, ist entweder die Müdigkeit oder die Aggression. Wenn wir das nicht beachten, hilft uns nur das Studium der Frühsymptome weiter, wie ich sie beschrieben habe.

Ich habe eine Zeitlang in einem Hochhaus gewohnt und stellte fest, ich konnte mich noch so gesund ernähren, ich kam nicht aus der Säure raus. Am deutlichsten zeigte sich das am **Haarausfall.** Das ist besonders für uns Frauen immer ein Warnsignal. Leider bekommen Sie auf Ihre berechtigte Sorge beim Arzt oft nur die

Antwort: „80 Haare pro Tag sind doch normal!" Für mich war das aber nicht normal, sondern ein deutliches Zeichen der nicht ernährungsbedingten Übersäuerung! Mein Organismus suchte zur Neutralisierung von Säuren, deren Entstehung mir damals nicht klar war, offensichtlich Basendepots, in diesem Fall meine Haarwurzeln. Das gesunde Haar ist nicht nur ein Schmuckstück, sondern seine Veränderung, sein Stumpfwerden, sein Spliss u.a. ein frühes Zeichen von Basenmangel. Notfalls kann der Organismus auf Haare verzichten. Ebenso sind Fuß- oder Zehennägel beliebig abbaubare Depots, was sich an Frühsymptomen wie splitternden, gebogenen oder eingewachsenen Nägeln zeigt. Wichtige Organe wie Gefäße, Knochen oder Blut werden anfangs weitgehend zur Neutralisierung von Säuren bei Basenmangel geschont.

Soweit wollte ich es nicht kommen lassen und zog die Konsequenz: ich zog aus dem Hochhaus aus. Heute wohne ich an der Westalgarve-Küste in einem Stampf-Lehmhaus, bei dem nur baubiologisch gesunde Materialien verwendet wurden und Gedanken von Feng-Shui zum Tragen kamen. Im gesunden Haus, der gesunden salzigen Meeresluft und im Salzwasser fühle ich mich sehr wohl. In meiner Hochhauswohnung hatte ich zwar ständig Salzlampen brennen, welche die schädliche Luft-Ionen-Konzentration verbessern sollten, aber das war nicht ausreichend.

Das Aufstellen von **Salzlampen** zur Verringerung der schädlichen „positiv geladenen Luft-Ionen" zu Gunsten der „negativ geladenen Salz-Ionen" möchte ich Ihnen empfehlen, besonders wenn Sie in einem ungesunden Haus wohnen müssen. Durch die ständige Abgabe von Salzionen an die Umgebungsluft bei eingeschalteter Lampe entsteht ein Mikroklima wie am Meer oder wie nach einem reinigenden Gewitter. Bleibt die Salzlampe kalt, nicht eingeschaltet, so kann es passieren, dass sie im feuchten Klima „weint", d.h. das Salz sich auflöst. Bei mir brennen die Lampen Tag und Nacht.

II. GRUNDZÜGE DER BASISCHEN KOST

Eine gesunde Ernährung muss im 1:4 Säure-Basengleichgewicht sein: Ein Teil säurebildend, vier Teile basenbildend.

Nur 20% unserer Nahrungsaufnahme sollte säurebildend wirken, dagegen aber 80% basenbildend. Diese Erkenntnis geht auf Ragnar Berg zurück, der in den 20er Jahren des letzten Jahrhunderts diese Forderung für seine Zeit als richtig erkannt und aufgestellt hat. Ich verwende lieber die Begriffe „säure-überschüssig" und „basen-überschüssig", d.h. nach der Verstoffwechselung entsteht ein Überschuss an Säuren oder Basen in unserem Organismus. Und nicht alles, was sauer schmeckt, ist zwangsläufig säureüberschüssig.

Basenüberschüssig sind
1. alle frischen grünen Salate
2. alle Gemüse, die schonend zubereitet sind, (bis auf Artischocken, Spargel, Rosenkohl)
3. Küchenkräuter, Wildkräuter, Knoblauch/Zwiebeln
4. frische unerhitzte Erbsen, gekochte grüne Bohnen, Sojabohnen und deren Produkte
5. gekeimte Samen und Sprossen
6. Pilze
7. alle reifen unerhitzten Obstssorten
8. Trockenobst wie Feigen, Datteln, Rosinen
9. Avocados
10. frisch geerntete Nüsse und Samen, besonders Maronen/Esskastanien, außer Erdnüssen, ev. Öle
11. Kartoffeln
12. unerhitzter Eidotter, unerhitztes Eiklar
13. Muttermilch, Kuhmilch direkt von der Kuh, Süßmolke
14. Wasser (ohne Kohlensäure),
15. Grüner/Weißer Tee, fast alle Kräutertees,
16. frische Obst- und Gemüsesäfte

Säureüberschüssig sind:
1. alle erhitzten, pasteurisierten, homogenisierten, konservierten, sterilisierten, genmanipulierten oder künstlich verfeinerten Nahrungsmittel
2. alle Tiereiweiße, unerhitzte oder erhitzte:
- Fleisch, Fleischprodukte, Fleischbrühe, Fleischextrakt, Geflügel, Wild, Wurst, Innereien, Schinken, Speck
- Fisch, Fischprodukte, Meerestiere, Fischkonserven, Muscheln, Krebse, Krabben, Austern
- alle Milchsorten und Milchprodukte wie Quark, Joghurt, Kefir, Weich- und Hart-Käse
3. alle getrockneten Hülsenfrüchte und daraus zubereiteten Gerichte/ Pasten, **außer Bio-Soja**
4. alle denaturierten und fabrikatorisch hergestellten Tier- oder Pflanzenfette wie Margarine, Öle, Schmalz
5. alle Getreide und Getreideerzeugnisse wie Teigwaren, Brote, Nudeln, Pizzas, Brötchen, Kuchen, Kekse, Zwieback
6. alle mit Zucker verfeinerten Nahrungsmittel wie Konfitüren, Marmeladen, Brotaufstriche, Bonbons, Eis, Schokolade, Softdrinks, Fruchtdrinks, Limonaden, Colagetränke
7. alle alkoholischen Erzeugnisse wie Wein, Bier, Likör, Schnaps
8. alle kohlensäurehaltigen Getränke wie Mineralwasser, Sekt
9. alle Früchte-Tees, Kaffee, Schwarz-Tee

Wenn wir unsere heutigen Ernährungsgewohnheiten betrachten, so liegt **meist ein umgekehrtes Verhältnis** vor. Zu 80% ernähren wir uns aus dem Bereich „säureüberschüssig" und nur zu 20% aus dem „basenüberschüssig". Das kann nicht ohne Folgen bleiben, wobei den wenigstens klar ist, dass ihre Unpässlichkeiten mit der Ernährung zusammenhängen. Fragt man im Verwandten- oder Bekanntenkreis, ob die Betreffenden gesund seien, so ist es übrigens erstaunlich, wie viele Menschen sich für gesund halten. Wenn man dann man mal nachhakt, kommen schnell Befindlichkeitsstörungen zum Vorschein, die nicht als krank oder „nicht-gesund" eingeordnet werden. Da viele von uns eben nicht mehr ganz gesund sind, ja da viele unter vorübergehenden oder chronischen Krankheiten leiden, muss der Anteil an basenüberschüssigen Lebensmitteln nicht nur 80% betragen, sondern zeitweise sogar höher liegen, in bestimmten Lebensphasen sogar 100% betragen.

Der Ernährungswissenschaftler **Werner Kollath** hat in der Mitte des letzten Jahrhunderts die Unterteilung in Lebens- und Nahrungsmittel vorgenommen und den Leitsatz geprägt:
„Lasst die Nahrung so natürlich wie möglich!"
Lebensmittel ist alles, was lebt, was in unserem Organismus Leben weiter geben kann. Ein rohes Ei lebt, es kann Leben weitergeben, daraus kann sich ein Hühnchen entwickeln. Ein gekochtes Ei dagegen schafft das nicht, es ist tot.

Nahrungsmittel ist etwas, was uns nährt, aber eben oft auch zu viel nährt und dick macht. Es enthält keine Vitalstoffe mehr, welche die Zellen am Leben erhalten, den Stoffwechsel ankurbeln. Wir fühlen uns satt, manchmal nur für kurze Zeit und sind häufig trotz der vielen Nahrungsmittel unterversorgt oder eben fehlernährt. Ein typisches Beispiel sind die so genannten Pudding-Vegetarier, die auf Fisch und Fleisch völlig verzichten, aber ansonsten nicht immer auf eine ausgewogene, ausgeglichene und vitalstoffreiche Kost achten.

Deswegen ist es wichtig, **auch bei der basischen Kost nicht nur auf basenüberschüssige Nahrung zu achten, sondern zusätzlich auf lebendige, naturbelassene und vitalstoffreiche Lebensmittel Wert zu legen, eben eine Kost wie sie die Natur uns schenkt.** Das muss keine reine Rohkost sein, denn viele vertragen keine Rohkost mehr, da ihre Verdauungsorgane wegen ererbter oder erworbener Schädigungen die Rohkost nur unzureichend aufspalten. Sie beginnt im Darm zu gären, es entstehen Gase, die wiederum Leber und Darm belasten. Es kann sogar so weit gehen, dass wir aufgrund der Gesichtsfarbe den Eindruck haben, es mit Alkoholikern zu tun zu haben. Dabei rühren diese Menschen keinen Tropfen Alkohol an!
Die basische Kost darf aber auch nicht tot gekocht sein, zu lange

auf dem Herd gestanden haben, wieder aufgewärmt werden und bar aller Vitalstoffe sein. Der russische Wissenschaftler Kouschakoff sprach vor rund 80 Jahren von der so genannten **Verdauungsleukozytose**, der vermehrten Ausschüttung von Leukozyten ins Blut und in den Darm nach der Aufnahme von erhitzter Nahrung. Die Leukozyten sind die „Abwehrpolizisten unseres Körpers" und sie werden auch dann vermehrt ausgeschüttet, wenn die Nahrung nach dem Erhitzen bereits abgekühlt ist, also beispielsweise wenn wir ein Stück Brot oder Kuchen essen. Die Leukozytose tritt auf, wenn wir veränderte, denaturierte, konservierte Nahrungsmittel zu uns nehmen, alkoholische Getränke, gekochte Gemüsesäfte. Sie unterbleibt aber, wenn wir Frischkost vorneweg essen oder bestimmte Temperaturen beim Erhitzen beachten. So sind Gemüse und Früchte bis auf gut 90 Grad erhitzbar, ohne diese Reaktion hervorzurufen. Damit wäre u.a. die gesunde Bekömmlichkeit der Gemüse al dente, wie sie bei den Völkern im Mittelmeerraum und teilweise jetzt auch bei uns üblich ist, bewiesen.

Das heißt für uns, auch bei einer Ernährung mit einer überwiegend basischen Kost ist es wichtig, darauf zu achten, dass alles möglichst frisch, naturbelassen und nicht zerkocht und verbraten auf den Tisch kommt. Ernähren wir uns von wirklichen „Lebensmitteln", so benötigen wir viel weniger zum Essen als von „Nahrungsmitteln", die nicht satt, nur dick machen und das Basendefizit verstärken.

Neben der Einteilung in **säureüberschüssige oder basenüberschüssige** werden manche Lebensmittel als **neutral** bezeichnet. Schon bei der Differenzierung der Lebensmittel nach dem Säuren- und Basengehalt kann man bei unterschiedlichen Autoren unterschiedliche Meinungen finden, noch unterschiedlicher ist die Zuordnung zu der Gruppe der neutralen. Unter einem neutralen Lebensmittel ist eine Nahrung zu verstehen, welche nach der Verstoffwechselung weder einen Säure- noch Basenüberschuss im Organismus erzeugt wie das ausgewogene Wasser. **Wasser mit Kohlensäure versetzt ist aber sauer!** In manchen Ländern Europas finden wir auf den Wasserflaschen die Angabe des pH-Wertes. In Portugal trinken wir ein Wasser aus dem Monchique-Gebirge mit dem pH 9. Das schmeckt gut und gleicht manches Säureüberschüssige der Ernährung aus.

Daneben gibt es in Portugal wie überall auch stilles Mineralwasser mit einem pH 5,5. Das bedeutet, dass dieses Wasser im Vergleich mit dem Monchiquewasser etwa 5000-mal saurer ist. Diese Säuren muss der Organismus erst einmal neutralisieren, er benötigt basische Mineralstoffe, die sinnvoller zur Neutralisierung von Fleisch- oder Getreidenahrung eingesetzt werden. Greifen Sie also lieber zu einem Wasser mit dem neutralen pH 7 oder höher und trinken Sie vor allem Wasser ohne Kohlensäure, denn ein kohlensäurehaltiges Wasser ist, wie der Name sagt, sauer! Sie sehen, bereits beim Wasser können Sie sich Säuren oder Basen zuführen, nicht alle Wasser sind pH-neutral.

Bringt ein Lebensmittel Säuren und Basen und verbleibt nach der Verstoffwechselung weder ein Säure- noch ein Basen-Überschuss, so können wir dieses als neutral bezeichnen.

So bringen die kleinen weißen, eiweißreichen Böhnchen bei frischen grünen Bohnen einen Säureüberschuss, die grüne Hülle dagegen einen Basenüberschuss. Dadurch wird ein Ausgleich erzielt, und wir können grüne Bohnen als neutral bezeichnen. Ähnliches trifft auf Erbsen zu, wenn die grüne Schale mit verwendet wird wie bei den Zuckererbsen. Bei älteren Erbsen werden oft leider die gesunden/basischen Schalen nicht mehr verwertet.

Für manche ist der Blick auf das, was basenüberschüssig, gesund und empfehlenswert ist, erst einmal mit großen Ängsten verbunden. Das soll mir in Zukunft schmecken? Davon soll ich satt werden? Reicht das meinem Körper? Bin ich dann nicht eiweiß-unterernährt? Bin ich dann unterversorgt?

Keine Sorge! Nicht nur, dass es auf der Welt Millionen von Vegetariern gibt, die – aus welchen Gründen auch immer – nie Fisch oder Fleisch essen, es gibt auch Millionen, die sogar völlig auf tierisches Eiweiß verzichten, also auch kein Ei oder irgendwelche Milchprodukte verzehren.

In Deutschland neigen immer mehr Menschen zu einer vegetarischen Ernährungsweise oder zumindest zu einer „**semi-vegetarischen**", worunter der gemäßigte, bewusst einschränkende Verzehr von Fleisch/Fisch und seinen Produkten verstanden wird. Knapp 10% der Bevölkerung bei uns dürfte sich vegetarisch ernähren, Tendenz steigend. Meldungen über Gammelfleisch, BSE, Schweine- oder Geflügelpest tragen sicher dazu bei, den Fleischkonsum zu vermindern.

Weltweit dürfte es **knapp eine Milliarde Vegetarier geben, die auf jegliche Lebens- oder Nahrungsmittel von getöteten Tieren verzichten**. Die Motive sind durchaus unterschiedlich. Bei uns werden eher die gesundheitlichen, weniger die finanziellen und wirtschaftlichen Gründe maßgebend sein. Außerhalb Europas sind es häufig religiöse Gründe, die zur vegetarischen Ernährung auffordern. Auch von Jesus Christus wird im Evangelium der Essener gesagt, dass er den Menschen empfohlen hat, sich von den Früchten der Bäume und des Feldes zu ernähren.

2003/2005 erschien eine Zusammenfassung von verschiedenen Studien, die an drei Zentren in Deutschland durchgeführt worden waren zum Thema „**Vor- und Nachteile vegetarischer Lebensweise**".

Das **Deutsche Krebsforschungszentrum in Heidelberg** hatte in den Jahren 1978 – 1999, erst in einer Fünfjahresstudie, später über 21 Jahre lang 1904 Personen (858 Männer und 1046 Frauen) begleitet. Zur Studie am **Institut für Ernährungswissenschaft in Gießen** meldeten sich 1983 nach Aufrufen in der Zeitschrift „Der

Vegetarier" und im Neuform-Kurier 3692 Personen. Letztlich konnten 588 Fragebögen und 14-tägige Ernährungsprotokolle mit Erfolg ausgewertet werden.

Das **Bundesgesundheitsamt in Berlin** unter der Leitung von Professor Dr. Helmut Rottka verglich bereits 1981 in der Berliner Vegetarier-Studie 123 seit mindestens 5 Jahren vegetarisch lebende Personen mit Menschen, die sich herkömmlich ernährten und 1985/86 noch einmal 333 Vegetariern mit der entsprechenden Zahl von Kontrollpersonen. Eigentlich hatte Rottka mit dieser Studie die Schädlichkeit der vegetarischen Ernährung beweisen wollen, jedoch waren die Ergebnisse beeindruckend. Die Studie wurde von der Gesellschaft zur Förderung von Ganzheitsmedizin und von der Reformwarenwirtschaft noch einige Jahre weiter geführt, um die Erkenntnisse zu untermauern.

So zeigte sich in den Vegetarierstudien deutlich, dass die **Vegetarier günstigere Werte in Bezug auf Blutdruck, Körpergewicht, Krankheitshäufigkeit, Rauch- und Trinkgewohnheiten, Darm- und Brustkrebs, Cholesterin, Triglyceride, Harnsäure, Kreatinin u.a.m. hatten. Vor allem wiesen sie bessere Nierenfunktionswerte auf.** In Heidelberg wurde auch eine **höhere Lebenserwartung und eine geringere Krebsanfälligkeit** festgestellt.

Wenn bei Vegetariern bessere Nierenfunktionswerte festgestellt wurden, so ist das logisch. Fleischverzehr ist säureüberschüssig, der Urin wird stark sauer. Die Nieren vertragen maximal pH 4 und werden geschädigt, wenn der Zustand der Übersäuerung über längere Zeit anhält. Nierensteine sind nur eine mögliche Folge. In der chinesischen Medizin ist man der Ansicht, dass jeder von uns mit einem bestimmten **Nieren-Qi**, einer bestimmten Leistungsfähigkeit, einer angeborenen Nierenenergie, geboren werde. Diese nehme von der Geburt bis ins hohe Alter leider ständig ab.

An dieser These scheint etwas dran zu sein. Die Zahl der Nierenkranken bei uns nimmt ständig zu. Die Dialysezentren, in denen Nierenkranken mit Blutwäsche geholfen werden kann, schießen wie Pilze aus dem Boden, Steinebildungen im urologischen Bereich explodieren. Leider explodiert auch der Schwarzmarkt beim Handel mit Ersatznieren, wo Reiche sich eine Niere von Armen kaufen können!

Mangelerscheinungen konnten bei den Vegetariern insgesamt keine festgestellt werden. Lediglich bei den **Veganern**, die neben dem Fleisch- und Fischverzicht auch den Verzehr von Milch und Milchprodukten ablehnen, wurden Vitamin-B-12– Werte gefunden, die **unter der heutigen Norm** liegen. Die Frage ist allerdings, inwieweit die heutigen Normwerte Gesundheits- werte sind, da sie, wie der Name sagt, der Norm entsprechen. Diese orientiert sich am Gesundheits- besser Krankheitszustand der gesamten Bevölkerung und hat sich, verglichen mit Normwerten vor 50 Jahren, rapide verändert (verschlechtert?).

Erstaunlich war, dass **die Veganer genügend Kalzium aufwiesen, was schulmedizinisch nicht erklärbar war.** In der Naturheilkunde ist längst bekannt, dass Käseverzehr kein Hilfsmittel gegen Osteoporose ist. Es wird so leicht vergessen, dass die größten und stärksten Tiere wie die Elefanten oder die Pferde reine Pflanzenfresser sind. Wenn wir Menschen in unseren Ernährung auf Milch und Milchprodukte verzichten, bekommen wir **genügend Kalzium aus dem Verzehr von Grünblattpflanzen wie Petersilie, Kresse, Brennnessel, Schnittlauch, Lauch, Grünkohl, Fenchel, Wildkräutern, Brokkoli oder aus Sesam, Mandeln, Nüssen, Sojabohnen**. Wir brauchen also absolut keine Angst vor Osteoporose und Ähnlichem zu haben, im Gegenteil. Langsam werden wissenschaftliche Erkenntnisse und Studien ernst genommen, die beweisen, dass die Osteoporose eine Säure-Krankheit ist. Siehe dazu auch das Buch von Goedecke und Professor Vormann „Chronisch übersäuert?" Mir sind noch gut in Erinnerung

Ergebnisse von internationalen Studien, gezeigt auf dem 2. Internationalen Säure-Basen-Symposion 2006 in München: **Bei einem übersäuerten Gewebe-pH werden die knochenaufbauenden Zellen, die Osteoblasten, massiv in ihrer Arbeit behindert, die knochenabbauenden Zellen, die Osteoklasten gefördert.** Das ist der **Grund für Osteoporose!**

Die Angst, an Eiweiß unterversorgt zu sein, sollten wir nicht haben. Ein Säugling, der mit Muttermilch gestillt wird, ist optimal ernährt und verdreifacht im ersten Jahr sein Gewicht und verdoppelt in diesem Zeitraum seine Größe. Und das alles bei einem Eiweißanteil in der Muttermilch von etwa 2 %!

Wir sind nicht eiweiß-unterernährt, sondern eher eiweiß-überernährt! Wer das medizinisch nachprüfen lassen will, sollte sich, wie Professor Lothar Wendt in seinen Büchern ausführt, bei der Blutentnahme bei seinem Arzt den **Hämatokritwert** bestimmen lassen. Dieser gibt die zellulären Bestandteile im Gesamtblut an, also das Verhältnis von Zellen zu Plasma. Richtwerte für Frauen sind - solange sie noch menstruieren - um 35 Volumen-Prozent, später um 40-Volumen-Prozent wie bei den Männern. Leider liegen die Werte heute in dem meisten Fällen deutlich höher Je höher dieser Wert ist, desto dickflüssiger wird das Blut, und es besteht die Gefahr, dass die Mikrozirkulation, die Durchblutung der feinsten Gefäße, nicht mehr möglich ist.

Unsere kleinsten Blutgefäße sind dünn wie unsere Haare, weshalb sie auch Kapillare heißen. Durch die haardünnen Gefäße müssen die Blutbestandteile wie die roten und weißen Blutkörperchen durchfließen können. Wenn das Blut dünnflüssig ist, sind auch die Blutzellen beweglich und können sich überall durchschlängeln. Ist das Blut aber träge und dickflüssig, kommt es zu Verstopfungen mit der Gefahr der Mangeldurchblutung. Das ist am besten zu sehen an weißen Finger- und Fußnägeln, am besten zu spüren an kalten Oberschenkeln oder am kalten Po und am schmerzvollsten zu erleiden am schwarzen Raucherbein.

Mit dem Problem der Eiweißüberernährung hat sich Professor **Lothar Wendt** in seiner langen Lebensarbeit beschäftigt und ist zu grundlegenden Erkenntnissen gekommen. Ging man doch jahrzehntelang davon aus, dass Eiweiß im Körper nicht gespeichert, also bedenkenlos zugeführt werden könne. Wendt bewies das Gegenteil und gab folgende Empfehlung:

1 x am Tag eine (tier-)eiweißfreie Mahlzeit
1 x pro Woche einen (tier-)eiweißfreien Tag
1 x pro Monat eine (tier-)eiweißfreie Woche
1 x pro Jahr einen (tier-)eiweißfreien Monat.

Ich habe diesen Spruch in meinen Büchern abgewandelt in:

1x pro Tag eine basische Mahlzeit
1x pro Woche einen basischen Tag
1x pro Monat eine basische Woche
1x pro Jahr einen basischen Monat.

Wenn Sie sich daran halten, ist das für Ihre Gesundheit und Ihr Wohlbefinden das Beste, was Sie tun können. Sie brauchen keine Sorgen zu haben, dass Sie an Eiweiß unterernährt sein könnten. Auch die Pflanzen enthalten genügend Eiweiß, und das ist weitaus bekömmlicher.

Wenn Sie bei einer fleischfreien Ernährung auf genügend Abwechslung mit verschiedenen Pflanzen achten, am besten immer **„über der Erde gewachsen, unter der Erde gewachsen und Blattgrün"**, sind Sie bestens versorgt. Beispielsweise können Sie Kartoffeln (unter der Erde) mit rotem Paprika (über der Erde) und grünen Brokkoli (Blätter und Röschen) kombinieren. Da das Auge immer mit isst – wer erfreut sich nicht an einem schön gedeckten Tisch oder dem trauten Schein einer Kerze - achten Sie unbedingt bei der Zubereitung einer Mahlzeit auf die **Ampel-Farben** und servieren Sie eine Mahlzeit in:

Rot-Gelb-Grün

1. Eiweiße

Eiweiße, auch Proteine genannt, sind die Grundbausteine lebendiger Organismen so auch des menschlichen Körpers. **Während Pflanzen Proteine aus anorganischen Stoffen aufbauen können, sind Tiere und Menschen auf die Zufuhr von Proteinen über die Nahrung angewiesen.** Eiweiße finden sich in jeder Zelle, in den Organen, den Enzymen, den Hormonen, den Muskeln, den Knochen, den Haaren, dem Blut, der Haut, dem Immunsystem, kurz gesagt, sie sind **lebensnotwendig.**

Der Aufbau der Proteine ist äußerst kompliziert. Denn sie setzen sich aus langen Ketten von Aminosäuren zusammen, die bis zu 1000 verschiedene Verbindungen haben können. Diese werden nach der Nahrungsaufnahme im Darm zerlegt und zu körpereigenen Aminosäuren bzw. Proteinen zusammengesetzt. **Acht Aminosäuren** werden als **essentiell** bezeichnet, sie müssen mit der Nahrung zugeführt werden, der Körper kann sie nach bisherigen Erkenntnissen nicht selber herstellen. Es sind dies **Isoleucin, Leucin, Lysin, Methionin, Phenylamin, Threonin, Tryptophan und Valin.** Als **semi-essentiell** werden Aminosäuren bezeichnet, die nur in bestimmten Lebenslagen (kurz nach der Geburt, bei starker körperlicher Belastung) dringend benötigt und nicht selbst hergestellt werden können wie **Arginin** und **Histidi**n. Dazu kommen weitere 12 für uns wichtige, nicht essentielle Aminosäuren, welche der Organismus selber aufbauen kann.

Die tierischen Proteine in Milch und Eidotter sind logischerweise vollständig, sie dienen sie dem Aufbau neuen Lebens. Pflanzliche Proteine sind nicht immer vollwertig, so weit sie dem Aufbau von körpereigenen menschlichen Proteinen dienen. Das lässt sich jedoch durch eine Kombination von verschiedenen pflanzlichen Lebensmitteln zu ein und derselben Mahlzeit ausgleichen, so dass der Körper daraus die für uns notwendigen Proteine aufbauen kann, ohne unterversorgt zu sein.

A. Säureüberschüssige Eiweiße

Alle tierischen Eiweiße sind säureüberschüssig mit Ausnahme des Eidotters, des Blutes und der reinen, unbehandelten Milch. Frische Kuhmilch ist basenüberschüssig, genau wie die Muttermilch. Das ist einsichtig und logisch, denn diese Lebensmittel sind die erste Nahrung des werdenden oder neuen Lebens. Sie sind die Basis des entstehenden Lebens und nur aus der Base kann Leben entstehen. Auch die Gene bestehen aus Basen.

Fleisch, Fisch, Eier und sämtliche Produkte aus tierischem Eiweiß sind säureüberschüssig. Sie haben einen Überschuss an sauren Mineralstoffen wie Schwefel, Phosphor, Chlor, Jod, Silizium oder Fluor und benötigen zu ihrer Verstoffwechselung zusätzlich noch Basen, so dass ein doppeltes Defizit entsteht.

Auch alle Pflanzen haben Eiweiß, wenn auch nur in geringer Konzentration von 3 bis 4 %, weshalb sie nicht säureüberschüssig sind. **Lediglich die pflanzlichen „Eiweißbomben" wie Erbsen, Bohnen, Linsen, u.a. werden als gering säureüberschüssig bezeichnet.** Sie haben **weniger saure Mineralstoffe** als die tierischen Eiweiße und ihre Aminosäuren haben **weniger gefährliche Purine.** Der menschliche Organismus bildet ebenfalls **Purine, da sie sich in allen Erbanlagen und Zellkernen befinden**

Beim Abbau von Purinen entsteht Harnsäure. Das ist eine Säure, die nicht nur schwer aus dem Stoffwechsel zu eliminieren geht, sondern die leicht auskristallisiert und sich mit Vorliebe im Großgrundzehengelenk niederschlägt. Das führt zu Rötungen, Schwellungen und starken Schmerzen im Gelenk, den typischen Symptomen der Gicht. Deswegen ist der Verzehr von purinhaltigen Lebensmitteln wie Innereien, Geflügel, Schalentieren, Sardinen, aber auch Hülsenfrüchten (oder Alkohol) für Gichtgefährdete nicht empfehlenswert.

B. Basenüberschüssige Eiweiße

Eine **echte Alternative zur Ernährung mit tierischem Eiweiß stellen die Sojabohnen** dar, die allgemein als **basenüberschüssig** bezeichnet werden. Lysin, Arginin und Histidin sind basische Aminosäuren, und Soja enthält sehr viel Lysin.

Im Folgendem gebe ich bei der Beschreibung der einzelnen Lebensmittel **in Klammern die Verträglichkeit einiger Lebensmittel mit den vier Blutgruppen 0, A, B, AB wieder, wie sie in dem Buch von D´Adamo „4 Blutgruppen, Vier Strategien für ein gesundes Leben" angegeben ist.** Mir leuchtet die Theorie des Autors ein, dass manche Lebens- oder Nahrungsmittel zu gewissen Unverträglichkeitsreaktionen bei bestimmten Blutgruppen führen können. Der Transportweg vom Dünndarm zur Leber, wo die Umwandlung in körpereigene Stoffe stattfindet, ist die Blutbahn. So wie sich eine Blutgruppe nicht unbedingt mit der anderen verträgt, ja deren Vermischung sogar tödlich sein kann, ist es durchaus denkbar, dass auch bestimmte Lebensmittel im Verdauungstrakt zu Unverträglichkeitsreaktionen führen können.
Die Unverträglichkeit der Laktose in Milchprodukten oder von Gluten in Getreideprodukten ist bekannt und immer mehr Menschen sind davon betroffen. Insofern ist die basische Kost bestens für diesen Personenkreis geeignet.

Offensichtlich rufen auch basenüberschüssige pflanzliche Lebens-mittel bei bestimmten Personen und Blutgruppen Unverträglichkeitsreaktionen hervor. Nach D´Adamo ist dies im Urin nachweisbar durch einen aufwändigen Indikan-Test, der zum Nachweis vom unvollständigen Abbau von Eiweiß dient. Ich meine, es ist einfacher, auf die „Duftnote" der abgehenden Winde und Stühle zu achten. **Wenn Sie sich vegetarisch ernähren und dennoch nach Fäulnis stinkende Winde oder Stühle haben, liegt fast 100%ig eine Lebensmittel-Unverträglichkeit vor.**

Soja   (0 +- A + B - AB +)

Bereits seit 5000 Jahren soll Soja in China bekannt sein. Nach Europa kam sie erst durch die Intensivierung der Handelsbeziehungen im 16. und 17. Jahrhundert. Im Jahr 1712 schrieb der deutsche Arzt und Botaniker Engelbert Kaempfer ein Buch über ihre Verwendungsmöglichkeiten. Er hatte sie bei seiner Arbeit in China lieben und schätzen gelernt. Nach Amerika, dem heutzutage größten Anbaugebiet für Sojabohnen, fand die Frucht zwar schon im 18. Jahrhundert den Weg, ihren Siegeszug trat sie aber erst nach dem ersten Weltkrieg an. Das heutige Anbaugebiet in Amerika ist eine Fläche so groß wie die der früheren Bundesrepublik, sie beträgt nämlich 25 Millionen Hektar.

Es gibt die Sojabohne **unverfälscht als Hülsenfrucht oder in veränderter Form als Tempeh, Tofu, Miso, Sojamilch, Sojamehl, -flocken oder Granulat.** Immer häufiger kommen **Produkte aus Soja** auf den Markt wie Sojakäse, Würstchen, Bratlinge, Aufschnitt, Aufstriche, „Fischstäbchen", „Chicken-Nuggets", Soja in Tortellinis und vielem mehr. Es sei gleich vermerkt, dass diese Produktveränderungen die ursprüngliche basische Wirkung von Soja weitgehend aufheben und einen möglichen Säureüberschuss bewirken.

Da die Sojabohne in den westlichen Ländern weitgehend als Tierfutter eingesetzt wird - was sich ja ändern könnte! - ist sie eine beliebte Pflanze für die Genmanipulation. Obwohl Verbraucher und Verbraucherverbände sich vehement dagegen wehren, gibt es **fast keine** Garantie für ein gensojafreies Lebensmittel. Warum? Die Gesetze sind EU-weit so gefasst, dass Vermischungen von Soja mit Gensoja bis zu 0,9 Prozent erlaubt sind, weil nicht auszuschließen, dass Spuren von Soja und genverändertem Soja auf dem Transport oder bei der Lagerung und ähnlichem miteinander in Berührung kommen. Auf den ersten Blick eine verbraucher-unfreundliche Einschränkung, auf den zweiten Blick aber berechtigt, wie Untersuchungen bei Biowaren 2007 zeigten.

In der Praxis heißt es ferner, dass **ein Hinweis auf die Genmanipulation nur nötig ist, wenn das genveränderte Soja im fertigen Lebensmittel auch nachweisbar ist.** Das ist nicht immer möglich. Bei der Verarbeitung können derart hohe Temperaturen erzeugt werden, dass der einwandfreie Nachweis, ob es sich um genmanipuliertes Sojaeiweiß handelt oder nicht, praktisch unmöglich wird. Was wir essen, wenn auf einem Nahrungsmittel pflanzliche Fette oder Eiweiß deklariert sind, lässt sich - leider - nicht immer sagen. Bei den vielen erlaubten Zusatzstoffen wie Aromen, Enzymen oder Vitaminen wird alles immer undurchschaubarer.

Andeutungsweise muss hierbei auch gesagt werden, dass die genmanipulierten Pflanzen häufig auch antibiotikaresistent gemacht werden und wir über diese Langzeitwirkung auf den menschlichen Organismus noch viel zu wenig wissen! Von der Verwendung von Antibiotika-Gaben in der Tierhaltung ist bekannt, dass die Wirkstoffe über den Fleischverzehr eine **Antibiotika-Resistenz** bei den Menschen hervorrufen können. Es ist nicht auszuschließen, dass dies auch über den Pflanzenverzehr möglich ist, wie Versuche mit behandelten Früchten zeigen.

Eine weitere Gefahr besteht darin, dass die Genmanipulation ein verändertes Pflanzeneiweiß hervorbringt, auf welches der menschliche Organismus möglicherweise mit einer Allergie reagiert. Man spricht davon, dass **allergische Reaktionen auf Soja und Sojaprodukte in den letzten Jahren um 50 Prozent zugenommen haben.** Sie können sich u.a. äußern als: Reizdarm, Akne, Ekzeme, chronische Müdigkeit, Kopfschmerzen.

Normalerweise müssen Zusätze aus gentechnisch verändertem Soja angegeben werden. Ein großes Fragezeichen bildet aber ein **Tierfutter**, das aus gentechnisch verändertem Soja besteht. Inwieweit sind wir Menschen von Langzeitfolgen betroffen? Bekommen zuerst die Tiere ihre Seuchen, dann die Menschen? Dennoch, **vertrauen Sie den Bioprodukten**, sie sind nach bestem Wissen und Gewissen als gentechnikfreie Ware hergestellt, und die Branche handelt nach den **EU-Biorichtlinien**. Die besagen, dass Bioprodukte ohne jede Hilfe von Gentechnik hergestellt sein müssen. Dass es überall schwarze Schafe gibt, lässt sich leider nicht verhindern.

Die Sojabohne ist wie die Erbse oder Erdnuss **eine Hülsenfrucht**, ein Schmetterlingsblütler, sie wird einen knappen Meter hoch, ist rotbraun behaart mit blassvioletten Blüten. Es gibt etwa 3000 verschiedene Sorten! Diese sind **enorme Eiweißspender mit 35 bis 40% Protein mit (fast) allen essentiellen Aminosäuren und daher allen tierischen Eiweißen überlegen. 100 g Sojabohnen enthalten ebenso viel Eiweiß wie 150 g Rinderfilet.** Ein Kilo Sojabohnen ist vergleichbar mit 60 Hühnereiern oder elf Litern Milch, also eine richtige Eiweißbombe, **nur weitaus gesünder, da leichter zu verstoffwechseln und cholesterinfrei.** Wobei zu sagen ist, dass ein erhöhter Cholesterinspiegel nicht allein durch das Weglassen von cholesterinreicher Nahrung zu beeinflussen ist. Auch Medikamente helfen nicht immer. Meiner Ansicht nach ist ein erhöhter Cholesterinspiegel eine Schutzfunktion des Organismus, dessen Ursache in der Übersäuerung liegt. Von daher ist mir der unkontrollierte Verbrauch von cholesterinsenkender Margarine äußerst suspekt.

Die verschiedenen Eiweißbausteine, das Aminosäurespektrum, ist in der Sojabohne bis auf Methionin nahezu vollständig und leicht mit Mais, Knoblauch, Eier, Nudeln, Weizen oder Milch zu ergänzen. Getreide, dessen **biologische Wertigkeit** seine Begrenzung im geringen Lysingehalt erfährt, ergänzt sich optimal mit Soja. Unter biologischer Wertigkeit wird verstanden, inwieweit ein Pflanzeneiweiß alle essentiellen Aminosäuren enthält, damit körpereigenes Eiweiß vom Organismus aufgebaut werden kann.
Das pflanzliche **Sojafett ist reich an mehrfach ungesättigten Fettsäuren,** was sich positiv auf den Fettstoffwechsel auswirkt. Sojaöl ist reich an **alpha-Linolensäure, eineOmega-3-Fettsäure.**

Die Sojabohne ist neben dem Eiweiß und Fett **reich an natürlichem Vitamin E und dem fettähnlichen Lezithin, was gut für unsere Nerven, den Gehirnstoffwechsel und die Zeugungsfähigkeit ist**. Auch bei erhöhtem Cholesterin oder einer Fettleber (u.a. durch zu viel Alkohol!) hilft Lezithin. Wegen seines Lezithin-Gehaltes wird das Öl häufig beim Backen ohne Ei eingesetzt. Die Sojabohne ist reich an Vitamin A und dem Vitamin-B-Komplex. Daneben ist sie reich an Zink, Mangan und Selen. Das alles trifft nur auf die vollständige, die ganze Sojabohne zu, nicht im gleichen Maße auf ihre Teilprodukte wie beispielsweise den Tofu, den Sojaquark.

Insgesamt wird der Sojabohne und ihren Produkten **eine gute Verträglichkeit** zugesprochen bei **Herz- und Kreislauferkrankungen** wegen der Cholesterinfreiheit, bei **Diabetes** wegen des geringen Kohlenhydratgehaltes, bei **Leber- und Gallenerkrankungen** wegen der guten Fettverträglichkeit, bei **Rheuma, Gicht und Nierenerkrankungen** wegen des Basenüberschusses und bei **Milchallergien** wegen des gut verträglichen pflanzlichen Eiweißgehaltes.

Bei der Herstellung von Sojaöl bleiben 80% der Pflanze als Presskuchen übrig. Schade, dass dies nur als Tierfutter verwendet wird. Ich könnte mir vorstellen, dass bei schonender Pressung daraus ein Knabbergebäck gewonnen werden könnte. So erfreuen sich Rinder, Schweine und Hühner an den Soja-Rückständen vom Ölpressen und gedeihen prächtig, sofern das Futter nicht mit Zusatzstoffen verändert oder verseucht wird. Bei den Biobauern muss die heimische Fläche für die Fütterung ausreichen. Nur in Notfällen darf Tierfutter dazu gekauft werden.

Sich Sojamilch, Sojatofu oder andere Produkte daraus selbst herzustellen, ist sehr zeitaufwendig. Es ist empfehlenswert, die fertigen Produkte in Bioläden oder Reformhäusern zu kaufen. Das Angebot wird immer größer.

Einfach ist es dagegen, sich **Sojasprossen** selbst herzustellen. Dazu werden sowohl die gelben Bohnen wie auch die grünen **Mungobohnen**, nicht Sojabohnen! verwendet. Das **Keimen** ist möglich entweder in einem der handelsüblichen Keimgeräte oder in einem zu diesem Zweck umfunktionierten Schraubverschlussglas, dessen Deckel mehrfach eingestochen wird. Man könnte auch nur ein Stückchen Stoff über die Öffnung des Glases spannen. **Durch den Keimvorgang erhöhen sich die wertvollen Enzyme und Vitamine, abgebaut wird die Phytinsäure,** welche - wie im Getreide auch - die Aufnahme wertvoller Mineralstoffe behindert.

Es empfiehlt sich, die Sprossen kurz zu blanchieren, d.h. mit heißem Wasser zu überbrühen oder kurz aufzukochen, damit verdauungshemmende Bestandteile abgebaut werden. **Sojasprossen lassen sich für Salate, Suppen, aber auch als Gemüse weiter verwenden.** Kaum ein chinesisches Gemüsegericht, das ohne Keimlinge auskommt. Ich liebe am meisten die **chinesische Fastenspeise.** Das Rezept dazu finden Sie im Kapitel mit den Rezepten.

Sojabohnen, frisch oder getrocknet, eignen sich ungekeimt nicht zum Rohessen. Sie enthalten Enzymhemmer, welche die Eiweißverdauung behindern und zu einer Unverträglichkeit führen können. Da Sojabohnen viele Purine enthalten, sind sie für Gichtpatienten mit Vorsicht zu genießen. Auch Kleinkindern sollte man keine Sojaprodukte geben, da Soja einen hohen Gehalt an Phytohormonen aufweist. Diese sind für Frauen optimal, bei Kleinkindern könnten sie aber die körperliche Eigenentwicklung des hormonellen Systems frühzeitig negativ beeinflussen. Ob Warnungen bezüglich eventueller, krebsfördernder Substanzen gerechtfertigt sind, vermag ich nicht zu sagen. Man kann auch genau das Gegenteil lesen, nämlich, dass Soja krebsverhütend sei.

Die Sojabohnen als ganze lassen sich gut in der Küche verarbeiten. Getrocknete Sojabohnen sind fast unbeschränkt haltbar, sie müssen nur kühl und trocken gehalten und vor

Schädlingen geschützt werden. Sojabohnen sollten vor dem Kochen, wie andere Bohnen auch, immer über Nacht eingeweicht werden. Das Wasser sollte nach Möglichkeit mehrfach erneuert oder die Schale abgetrennt werden, damit die für die Blähungen verantwortlichen Enzyme immer wieder ausgeschwemmt werden. Auch sollten Sojabohnen für „Ungeübte" anfangs nur einmal wöchentlich auf dem Speiseplan stehen, bis sich das Verdauungssystem an die neue Kost gewöhnt hat.

Tofu

Leichter verdaulich ist dagegen der so genannte **Sojaquark, der Tofu**. „TO" ist chinesisch die Bohne, „FU" das Gerinnen. In dem Buch von Leo Frühschütz „Soja", fand ich eine **Anleitung zur Herstellung von Tofu:** `Dazu werden die Bohnen über Nacht eingeweicht, abgewaschen und mit wenig heißem Wasser püriert. Man nimmt etwa 300 ml Wasser auf 100g Bohnen. Der Brei wird wiederum mit Wasser verdünnt, etwa 700 ml auf 100 g Bohnen und muss einige Minuten köcheln. Danach kommt der wässrige Brei in ein Tuch und die Milch wird abgesiebt. Zurück bleibt die Sojakleie, die nochmals mit Wasser vermischt und dann kräftig ausgepresst wird.

Damit das Ganze gerinnt, wird meistens Nigari, eine Magnesiumverbindung, hinzugefügt. Nach etwa 15 Minuten wird die geronnene Masse von der Molke getrennt und für eine halbe Stunde gepresst. Je nach Pressung und verbliebenem Wasseranteil lässt sie sich zu Cremes. Süßspeisen, Aufstrichen oder zum Anbraten verwenden. Die Masse schmeckt neutral, das heißt eigentlich nach nichts, kann aber mit Marinaden und Gewürzen verfeinert werden.

Die Frage ist natürlich, was bleibt außer dem Eiweiß bei der Tofuherstellung noch übrig, was wird an Mineralien und Vitaminen mit dem Wasser hinausgespült? Als pflanzliches Eiweiß ist Tofu sicher eine gute Alternative. Dennoch habe ich bei der industriellen Herstellung Bedenken, da Tofu nur ein Teilprodukt ist. Man sollte die „Molke" auch verwenden ähnlich wie bei der Käseherstellung. Die sich bei der Gerinnung und dem Aufkochen der Sojamilch ergebende Haut wird zu **Yuba** weiter verarbeitet und ist ebenfalls ein Fleischersatz.

In unserer Zeit müssen wir Tofu nicht mehr selber machen. Sollten Sie sich jedoch einmal daran wagen, so werfen Sie das Pürierte nicht weg. Die nichtlöslichen Sojabestandteile, der Sojaschrot, **OKARA,** lässt sich auf vielfältige Weise weiter verwenden für Bratlinge, zum Brotbacken, als Müsli-Ersatz, als Soßenzusatz oder geröstet als Knabberei. Es ist ballaststoffreich und verdauungsfördernd wie Kleie.

Tofu selbst ist kalorienarm, nur 72 Kcal auf 100 g, da er kaum Fett enthält, er hat wenig Kohlenhydrate, wäre meiner Ansicht nach die beste Eiweißalternative für Diabetiker, ist cholesterinfrei, und leicht verdaulich. Es gibt Unterschiede in den Rest-Feuchtigkeitsgraden, ähnlich wie bei Quark und Hartkäse. Dementsprechend wird er weiter verarbeitet zu Brotaufstrichen, als Beilage, zum Anbraten und vielem mehr.

Wenn Sie ein Stück Tofu nicht am gleichen Tag verbrauchen, können Sie den Rest in einem Schraubglas mit Wasser bedeckt bis zu einer Woche im Kühlschrank kalt stellen. Je fester die Tofumasse, desto länger ist Tofu haltbar.

Es wird unterschieden zwischen Tofu, Standard-Tofu, Seiden-Tofu, festem Tofu und extra festem Tofu. Da Tofu selbst geschmacksneutral ist, kann man ihn auch gesalzen, in Öl mit Gewürzen oder mit Sojasoße bedeckt stehen lassen, wenn man ihn in dieser Weise weiter verarbeitet.
Tofu kann man auch einfrieren, dabei ändert er allerdings sein Aussehen. Er wird leicht gelb oder braun. Auch wird er porös in seiner Struktur.

Sojasoße: Shoyu, Tamari

Die meisten **Sojasoßen** sind im High-Tech-Schnellverfahren hergestellt, das heißt, die Industrie kann sich eine langsame, natürliche Reifung aus wirtschaftlichen Gründen nicht leisten. Ähnlich ist es heute u.a. bei der Butterherstellung, bei der die natürliche lang dauernde Milchsäuregärung durch ein „Impfen" der Butter mit Milchsäurebakterien oder Milchsäure ersetzt wird.

Achten Sie beim Kauf auf die traditionelle japanische Shoyu-Soße, die noch nach altem Rezept aus Weizen, Soja und Wasser gewonnen wird. Dazu wird der Weizen geröstet, zerkleinert, mit den gedämpften, ganzen Sojabohnen vermischt und mit einem Schimmelpilz zur **Fermentierung** geimpft. Nach kurzer Zeit kommt die Mischung in eine Lake aus Wasser, Meersalz und Nigari und muss dann mindestens 18 Monate in Zedernholzfässern gären bei Temperaturen, die den Jahreszeiten angepasst sind. Auf diese Weise ergeben sich leichte Differenzen in Aroma und Geschmack. Die Masse wird in Baumwollsäcke abgefüllt, abgepresst und entölt. Dann wird sie, um die weitere Fermentation (Gärung) zu verhindern, pasteurisiert und in Flaschen als Shoyu verkauft. Dies ist die japanische Bezeichnung für Sojasoße.

Eine Variante, die nur aus Bohnen besteht, ist die **weizenfreie Tamari-Soße.** Hierbei werden die Bohnen aber zerkleinert, ansonsten wird die Soja-Soße fast gleich weiterverarbeitet. Der Verzicht auf Weizen kann bei **Glutenunverträglichkeit** wichtig sein. Die Tamari-Soße wurde ursprünglich als Nebenprodukt bei der Misoherstellung gewonnen.

Beide eiweißreichen Soßen eignen sich vorzüglich zum Würzen von Salaten, Soßen, Suppen, kurz zu allem, wofür wir in meiner Kindheit die Maggi-Würze genommen haben. Diese enthält aber heutzutage einen Geschmacksverstärker wie Glutamat.

Miso

Ebenfalls aus Sojabohnen wird Miso gewonnen und ähnlich wie Sojasoße hergestellt. Es gibt bei der Herstellung von Miso ein modernes, zeitsparendes Verfahren und ein traditionelles, gesünderes. In den Naturkostläden dürfte das traditionelle Miso zu finden sein. Dieses wird aus einem fermentierten Sojabohnen-Getreidegemisch hergestellt und mit der Starterkultur Koji „geimpft". Dazu wird eine Edelpilzart verwendet, die aber für uns Menschen ungefährlich sein soll: der Aspergillus Oryzae. Wie bei jedem Pilz bildet sich nach einigen Tagen ein Mycel, ein Geflecht und dieses Gemisch wird dann mit Salz vermischt für Monate, manchmal für Jahre in Holzfässern gelagert, wo es weiter reift. Durch die Fermentation werden die schwerverdaulichen Stoffe abgebaut und der Gehalt an Vitamin B12 soll verbessert werden. Bei Spitzenmiso dauert dieser Vorgang bis zu 30 Monaten.

Miso kommt als helle oder dunkle Paste auf den Markt, je nach Zusammensetzung und Fermentationszeit. **Mame-Miso**, das nur aus Sojabohnen gewonnen wird, braucht nicht weiter pasteurisiert zu werden, da der Salzgehalt sehr hoch liegt. **Kome-Miso** besteht aus fermentierten Sojabohnen und Reis, **Mugi-Miso** wird aus Sojabohnen und Gerste gewonnen. Beide kommen nur pasteurisiert in den Handel, um ein „Nachgären" zu verhindern.

Der tägliche Verzehr von Miso-Suppe (siehe Rezeptteil), der in Japan traditionell üblich ist, soll sogar Krebs- und Kreislauferkrankungen vorbeugen. Auch bei der Nachbehandlung von Patienten, die nach dem Abwurf der Atombombe in Hiroshima radioaktiv verseucht waren, soll sich Miso bewährt haben. Durch den Gärungsprozess mit Hilfe von Enzymen und Mikroorganismen wirkt **Miso verdauungsfördernd**, hat aber einen relativ hohen Salzgehalt, der beachtet werden muss. Miso eignet sich sowohl als eiweißreiche Paste zum Würzen von allen Speisen, als auch als Grundlage für eine gesunde Suppe. Das helle Miso kann auch zu Süßspeisen verendet werden.

Tempeh

Tempeh ist ebenfalls ein fermentiertes Produkt aus Sojabohnen, allerdings wird hierbei der Schimmelpilz Rhizopus oligosporus verwendet. Dieser durchdringt und überzieht den Tofu bei rund 30 Grad mit einer feinen weiß-grau marmorierten Schimmelschicht, **ähnlich wie beim Roquefort**. Der frische Tempeh hat einen süßlichen Geschmack und ist bis zu einer Woche im Kühlschrank haltbar. Kleine schwarze Flecken an der Oberfläche scheinen unbedenklich. Säuerlich riechender oder verfärbter Tempeh sollte nicht weiter verwendet werden.

Tempeh wird nachgesagt, die **Vitamin B12** Versorgung aufrecht zu erhalten, da dies bei vielen Vegetariern kritisch sein soll. Die Frage ist, ob wir überhaupt so viel Vitamin B12 benötigen, wie es in der Wissenschaft augenblicklich gefordert wird. Die Inhaltsstoffe von Tempeh sollen sich günstig bei Darmproblemen auswirken. Schade, dass Tempeh bei uns relativ selten angeboten wird und wenn, dann sehr schnell vergriffen ist. Schade auch, dass er nur pasteurisiert auf den Markt gebracht wird, um die weitere Fermentation zu stoppen, d.h. er ist nicht mehr so vollwertig. Denken Sie an den Grundsatz von Werner Kollath: „Lasst die Nahrung so natürlich wie möglich!" Davon sind manche Soja-Produkte weit entfernt, am weitesten das Folgende.

TVP (Textured Vegetable Protein)

Das **texturierte pflanzliche Protein** wird aus Sojaschrot hergestellt, der zuvor mit einem chemischen Lösungsmittel, meist Hexan, entfettet wurde. Um dann die Eiweißbestandteile abzutrennen, wurden früher weitere Chemikalien zu Hilfe genommen, bevor das Protein sodann zu Fasern versponnen wurde. Ich fand, es schmeckte ungenießbar und sah scheußlich aus, was da an Gulasch, Hackfleisch oder Steaklies auf den Markt kam. Ich lehne die Verwendung von Hexan, egal ob beim Sojaschrot oder bei der Ölherstellung, grundsätzlich ab.

Auch wenn die in unserer Zeit übliche Art, TVP herzustellen, ein wenig anders geworden ist, so gefällt sie mir trotzdem nicht. Zwar wird jetzt das Konzentrat nur mit Wasser vermischt und mit hohem Druck durch eine Art Fleischwolf, einen Extruder gepresst, aber die so aufgeblähte, Poppmais ähnliche Masse, die getrocknet auf den Markt kommt und später mit Wasser angereichert einen Fleischersatz bildet, schmeckt nicht und ist und bleibt ein Kunstprodukt. Deshalb kann ich sie nicht empfehlen. Als Übergangskost für „beginnende Vegetarier" können vegetarische Würstchen, Bratlingen oder „Leberkäse" Verwendung finden.

Dennoch, ich beobachte mit Sorge eine Entwicklung in der Biobranche, die sich immer mehr am stressgeplagten Öko-Verbraucher orientiert, der Fastfood aus biologisch angebauten Substanzen verzehrt. Natürlich besteht noch ein Riesenunterschied zwischen „Bio-Fastfood" und dem sonstigen Fastfood. Aber praktisch **sind fast alle vorverarbeiteten Nahrungsmittel säureüberschüssig, und somit nicht empfehlenswert**.

Es ist müßig, der früheren Großfamilie nachzutrauern, in der es immer jemanden gab, der die Mahlzeiten frisch zubereiten konnte. Aber es ist sicher nicht müßig, den Beruf der Hausfrau wieder aufzuwerten und jeden, der sich berufen fühlt, diesen Beruf auszuüben, ob Mann oder Frau, darin zu unterstützen.

Wenn Sie zu einer „schnellen Küche" gezwungen sind, wenn Sie wenig Zeit haben für die Essenszubereitung, so versuchen Sie wenigstens mit dem täglichen Salat der ansonsten säureüberschüssigen Ernährung gegenzusteuern. Im Rezeptteil finden Sie weitere Anregungen, wie man/frau Halbfertig- oder Fertiggerichte aufwerten kann. Ich habe vier Kinder mit den entsprechenden PartnerInnen, die alle voll berufstätig sind, und ich selbst war es bis zum vierten Kind auch. Ich habe daher Verständnis für die schnelle Küche, dennoch, **am einfachsten,** schnellsten und gesündesten ist die basische Kost!

Zusammenfassend lässt sich sagen:

- Eiweiß ist lebensnotwendig. Es muss mit der Nahrung zugeführt werden.

- Wir Menschen müssen kein tierisches Eiweiß zu uns nehmen, auch Pflanzen enthalten Eiweiß, viele jedoch in unzureichender Zusammensetzung.

- Mit der richtigen Kombination von verschiedenen pflanzlichen Lebensmitteln wird die biologische Wertigkeit der vegetarischen Ernährung erhöht und eine Eiweißunterversorgung vermieden.

- Eiweiß ist im Allgemeinen säureüberschüssig, das tierische stärker als das pflanzliche. Es führt mehr saure als basische Mineralstoffe zu und benötigt zur Verstoffwechselung zusätzlich basische Mineralstoffe, sodass langfristig ein Basendefizit mit all seinen Folgen entsteht.

- Es gibt gute Alternativen in der pflanzlichen Eiweißversorgung, die basenüberschüssig sind.

- Von Natur aus basenüberschüssige Lebensmittel wie beispielsweise die Tiermilch oder Mandeln können säureüberschüssig werden, wenn sie fabrikatorisch verändert, aus ihrem natürlichen Verbund eliminiert und/oder wichtiger Mineralstoffe beraubt werden. Sie sind somit nicht mehr vollwertig und auch nicht mehr basenüberschüssig.

2. Fette

Fette werden von allen Menschen gerne gegessen, weil sie den Geschmack einer Speise verstärken. Hat jemand eine Abneigung gegen Fette, so liegt meistens eine Leber- oder Gallenstörung vor. Fett in und an unserem Körper hat die Aufgabe, uns vor Wärmeverlust zu bewahren und bestimmte Organe, u.a. die Nieren und das Nervensystem, in Fett einzupacken und zu schützen. Fette sind Bestandteil der Zellmembran, der jede Zelle umgebenden schützenden Haut, welche die funktionserhaltenden Nährstoffe einsaugt und die Stoffwechselendprodukte ausscheidet.

Fette regulieren den Hormonhaushalt, sind Träger der fettlöslichen Vitamine und sind beteiligt an der Regulation des Blutdrucks, des Immunsystems, der Energiegewinnung und weiterer lebenserhaltender Funktionen. Wir haben die Blutfette, die ständig als schnell verfügbare Energiereserven im Blut kreisen, und die Depotfette, die wir meistens nicht lieben, da sie an den „falschen" Stellen deponiert sind.

Wir sehen also, Fette sind lebensnotwendig! Ich kann der heute mit Elan geführten Diskussion der Verteufelung der Fette und der strikten Reduzierung von Fetten in der täglichen Nahrungsaufnahme nichts abgewinnen. Sie ist in ihrer Vereinfachung und Pauschalierung gefährlich, weil viele meinen, auf jeglichen Fettverzehr in Zukunft verzichten zu können. Das ist meiner Ansicht nach völlig falsch, da somit wichtige Stoffwechselfunktionen im Körper erlahmen. **Wichtig ist, das richtige Fett zu essen!**

Beim Fett unterscheidet man **grundsätzlich tierische und pflanzliche Fette**, wobei die **pflanzlichen frei von Cholesterin** sind. Alle Fette bestehen in ihrer chemischen Zusammensetzung aus einem Teil Glyzerin und drei Fettsäuren, **sie sind Triglyzeride.**

Dabei wiederum gibt es große Unterschiede:
- die **gesättigten Fettsäuren**, wie beispielsweise die Palmitinsäure in Butter, Kokosfett oder Rindertalg,
- die **einfach ungesättigten** wie die Ölsäure im Oliven-, Raps- oder Sojaöl,
- die **zweifach ungesättigten** wie die Linolsäure im Distel-, Weizenkeim-, Sesam-, Mais- oder Sonnenblumenöl,
- die **mehrfach ungesättigten** Fettsäuren, wie die Linolensäure in Leinöl.

Man kann die Fettsäuren mit Segelschiffchen vergleichen. Sind keine Segel gesetzt, sind es nur **gesättigte Fettsäuren**. Sie ruhen in sich selbst, sind träge und nicht essentiell, d.h. der Organismus kann sie selber aus Kohlenhydraten aufbauen, er benötigt im Grunde keine Zufuhr über die Nahrung. Die **einfach ungesättigten Fettsäuren** haben ein kleines Segel gesetzt, sie sind bereits ein wenig aktiv, sie wollen sich am Eiweiß oder Sauerstoff festsetzen und Reaktionen hervorrufen. Je mehr ungesättigte Fettsäuren, desto mehr Segel. Je mehr Stellen, die unbesetzt sind und sich mit anderen verbinden können, desto größer die **Vitalität der Fettsäuren**.

Die tierischen Fette sind meistens gesättigte Fette, ihre Kohlenstoffe sind an Wasserstoffe gebunden, sie liegen in fester Form vor wie im Talg. Auch unter den pflanzlichen Fetten gibt es gesättigte Fettsäuren wie im Kokos- oder Palmfett. Daneben gibt es Mischfette. Je nach seinem Anteil an einfach- oder mehrfach ungesättigten Fettsäuren ist ein Fett dünnflüssiger, wenn nicht sogar ölig. Bei den tierischen Fetten kennen wir die Butter, die streichfähig ist aufgrund ihres natürlichen Bestandes an Ölsäure, das Gänseschmalz oder das flüssige Hühnerfett. Dennoch sollten wir bei den tierischen Fetten Zurückhaltung üben, denn der **Hauptbestandteil der tierischen Fette sind gesättigte oder einfach ungesättigte Fettsäuren**. Beide können im menschlichen Organismus gebildet werden, **sie sind nicht essentiell**.

Die mehrfach ungesättigten Fettsäuren (MUFS), die zwei oder mehr Doppelbindungen von C-Atomen haben, weil Wasserstoffatome fehlen, sind sehr reaktionsstark, sie haben die vollen Segel gesetzt. **Die Mehrzahl der pflanzlichen Fette sind reich an einfach oder mehrfach ungesättigten Fettsäuren.** Die **mehrfach ungesättigten Fettsäuren** scheint unser Körper nicht selber herstellen zu können. Deswegen werden sie als **essentiell** bezeichnet. Sie sind besonders wichtig für den Zellaufbau und die Funktion der Zelle. Fehlen diese essentiellen Fette in der Ernährung, so nimmt der Körper als Ersatz gesättigte Fettsäuren, deren Wirkungsweise aber geringer ist und welche die Fehlfunktionen nur gering abschwächen, sodass sich Krankheiten ausbreiten können wie Fehlsichtigkeit, Haarausfall, Immunschwäche oder neurologische Störungen.

Wie gesagt, vertrete ich nicht den **Wahn von der totalen Fettabstinenz**. Der gänzliche Verzicht, die augenblickliche Verteufelung der Fette, wird sich als ungesunde Modeerscheinung herausstellen. Es ist erwiesen, dass die Menschen im Mittelmeer-raum relativ viel Olivenöl verbrauchen, deswegen aber nicht dicker oder ungesünder sind, im Gegenteil. Vor einigen Jahren hatten wir den Wahn von den mehrfach ungesättigten Fettsäuren, wofür selbst Ärzte geworben haben oder von Firmen zum Werben veranlasst wurden. Jetzt stellte sich heraus, dass gerade die mehrfach ungesättigten Fettsäuren unter bestimmten Umständen bei der Tumorverbreitung mit beteiligt sein können. Die vierfach ungesättigte **Arachidonsäure**, die nur in Tierprodukten vorkommt, soll in Prostaglandine umgewandelt werden können, das sind Wirkstoffe, welche die Bildung von Tochtergeschwülsten begünstigen. Diese Fettsäure soll die Entzündungsneigung und die Klebrigkeit der Blutplättchen erhöhen und die Gefäße verengen.

Auch Fische enthalten Arachidonsäure, aber gleichzeitig auch Omega-3-Fettsäuren, denen man eine positive Wirkung auf Arteriosklerose, Allergien, Ekzeme und Bluthochdruck nachsagt.

Hering, Thunfisch, Lachs, Makrele, Heilbutt, Hecht Bachforelle, Hummer, Garnele oder Miesmuscheln sind reich an Omega-3-Fettsäuren. Bei den Pflanzen finden wir Omega-3-Fettsäuren **in Walnüssen, Leinsamen, Raps, Hanf und Soja sowie deren Ölen.**

Es wird heutzutage viel über die **Omega-3-, Omega-6- und auch Omega-9-Fettsäuren** diskutiert. Diese Einteilung ist relativ neu und wird aufgrund der Stellung der Doppelbindung in der Fettsäurekette geführt. Früher gab es nur die Sammelbezeichnung „mehrfach ungesättigt". Zu den Omega-3-Fettsäuren werden die Linolen- und die Eicosapentaensäure gezählt, zu den Omega-6-Fettsäuren die Linol- und Arachidonsäure und die Ölsäure gehört zur Omega-9-Fettsäure. Dr. Ulrich Strunz, ein viel gelesener Autor, schreibt in seinem Buch "For ever young" über gute und schlechte **Eicosaniodide**, Superhormone des Körpers: Wer zuviel Omega-6-Fettsäuren aus Mais-, Sonnenblumen- oder Erdnussöl isst, beeinflusse die Produktion der guten Eicosaniodide negativ. Es sei besser, 5 mal mehr Omega-3-Fettsäuren zu sich zu nehmen aus Oliven-, Hanf- oder Rapsöl sowie aus den Seefischen wie Lachs, Hering, Thunfisch oder Makrele als Fette der Omega-6-Fettsäuren. Oft sind die wissenschaftlichen Lehren von heute die Irrtümer von morgen. Verlassen sie sich auf Ihren Instinkt!

Für mich war immer schon eine Frage, für die ich bisher nirgendwo eine Antwort fand, **warum die mehrfach ungesättigten Fettsäuren bei der Verstoffwechselung auf ihrem Weg zur Leber erst in der Lymphe „entgiftet" werden müssen**, d.h. sie werden nicht gleich nach dem Emulgieren wie die anderen Fette über die Dünndarmschleimhaut aufgesogen. Ihr Weg führt sie über ein Lymphsammelgefäß, den ductus thoracicus, den Milchbrustgang, hinter dem Brustbein bis hinauf etwa zum Schlüsselbein, wo sie dann über eine Vene in den Blutkreislauf und somit auf Umwegen zur Leber gelangen. Warum wohl? Das muss doch einen Grund haben. Sind sie doch nicht so gesund?

A. Säureüberschüssige Fette

Manche Autoren wie Kraske oder Treutwein bezeichnen Fette und pflanzliche Öle als neutral im Sinne des Säure-Basen-Gleichgewichtes, was ich bezweifle. **Für mich, wie auch für viele andere Autoren, gehören Fette und Öle in die Kategorie säureüberschüssig,** weil bei der Verstoffwechselung Kohlensäure übrig bleibt und kaum Basen zugeführt werden. Das kann bei manchen Ausgangsprodukten wie Nüssen und Samen anders sein, **aber Öle sind eben nur Teilprodukte.** Dazu kommt, dass im Körper bei der Verstoffwechselung von Fetten – wie auch bei Kohlenhydraten – oft ein ungenügender Abbau stattfindet. Es kommt nicht bis zu den Endprodukten CO_2 und H_2O, sondern nur bis zur Brenztraubensäure, was ebenfalls die Übersäuerung im Organismus fördert.

Problematisch für unseren Stoffwechsel ist auch die chemische Veränderung der natürlichen Fette wie sie bei der Härtung, bei der Hydrierung, der Umesterung oder der Raffinierung, kurz bei jeglicher fabrikatorischen Bearbeitung von Fetten vorkommt. Darin liegt meiner Meinung nach der Grundstein für die immer größer werdende Anzahl von übergewichtigen Personen. Sie wissen oft nicht, welches Fett sie in Fertigprodukten oder Fastfood konsumieren und wundern sich über Gewichtszunahme oder Krankheitserscheinungen.

Durch Einwirkung von Sauerstoff oder starker Hitze verändern sich Fette, sie oxydieren, sie werden ranzig, verbinden sich zu krebserregenden Stoffen oder freien Radikalen. Das können die Vitamine A, E, F und C weitgehend verhindern, die meistenteils in den Früchten oder Samen der Ölfrüchte bereits vorhanden sind und so einen natürlichen Oxydationsschutz bilden.
Der Klacks Butter, mit dem das Gemüse früher immer serviert wurde, hatte durchaus seine Berechtigung. Zum einen ist es gesünder, Fette erst gar nicht hoch zu erhitzen, also das Fett dem

Gemüse erst beim Servieren zuzusetzen, zum anderen finden wir in den Gemüsen vielfach die **fettlöslichen Vitamine A, D, E und K,** die erst durch die Beigabe von wenig Fett besser vom Körper aufgenommen werden. Außerdem schmeckt das Essen besser.

Öl kann durch **Kaltpressung in Mahlsteinen oder der Schneckenpresse (Fleischwolfprinzip)** gewonnen werden. Dies ergibt die hochwertigsten Öle. Nicht ganz so schonend ist die Heißpressung bei Temperaturen bis zu 90 Grad, was eine Qualitätsminderung mit sich bringt.

Die stärkste Qualitätsminderung bringt die Raffination oder Extraktion mit Fettlösungsmitteln wie Benzin. Das Letztere ist abzulehnen, da eine schädliche Wirkung auf den menschlichen Organismus nicht auszuschließen ist. Leider wird derart gewonnenes Öl aber viel verkauft, da es billiger hergestellt werden kann und die Ausbeute höher ist. Noch nicht vergessen sind die Ölskandale in Spanien, als gepanschtes Öl verkauft wurde und viele Menschen krank wurden oder sogar starben. **Sparen Sie nicht am Preis für ein gutes Öl! Ölkauf ist Vertrauenssache.** Es gibt bisher leider keine strengen Richtlinien für die Warenkennzeichnung. Deswegen ist es gut, Bescheid zu wissen.

Olivenöl   (0 + A + B + AB +)

Zum Erhitzen oder Anbraten eignet sich neben Butterschmalz oder Ghee am besten **Olivenöl**. Dieses Öl hat in letzter Zeit immer mehr Freunde und Anhänger gefunden. Dazu muss man wissen, dass Olivenöl das vielseitigste Öl in der Küche ist. Es kann bis weit über 100 Grad erhitzt, aber auch kalt verwendet werden. **Ein Öl oder anderes Fett, das so hoch erhitzt wurde, dass es raucht, darf grundsätzlich nicht mehr weiter verwendet werden**, da sich bei hohen Temperaturen krebserregende Stoffe bilden. Vorsicht auch beim Grillen und Braten von fettem Fleisch!

Das beste Olivenöl ist das **Jungfernöl**, das **Extra Vierge** oder **Extra Vergine**, das native Öl, das fast von allein aus den reifen Oliven beim Pressvorgang quillt und nur nach Absetzen der Trübstoffe ohne eine weitere Behandlung und Veränderung verkauft wird. Das nächst beste ist das **Vergine, das Erstpressöl**, ein kalt gepresstes Öl, das unter steigendem Druck der Mahlsteine gewonnen wird. Alle anderen Olivenöle sind nicht vollwertig, da sie durch Heißpressung oder durch Raffination gewonnen werden.

Olivenöl hat ein breites Spektrum an einfach ungesättigten Fettsäuren, ist wie die Butter gut bekömmlich und relativ lange haltbar, weil es natürlicherweise viel Vitamin E enthält, was die Oxidation, das Ranzigwerden, verhindert. Wenn Olivenöl im Kühlschrank aufbewahrt wird, flocken deutlich sichtbar die gesättigten Fettsäuren aus. Bei höheren Temperaturen verflüssigen sie sich wieder.

Leider ist das Qualitätsmerkmal „kaltgepresst" durch keinerlei Temperaturbegrenzung eingeschränkt. Selbst ein mit 70 Grad Celsius gewonnenes Öl kann noch als kalte Pressung bezeichnet werden. Daher wird heute mehr das Wort **„nativ"** verwendet für die Erstpressung. In der Ditzinger Ölmühle, deren Adresse Sie im Anhang finden, habe ich erlebt, wie kaltgepresste Sonnenblumenöl bei einer Temperatur von 25 Grad hergestellt wurde. Das Öl war dunkel, dickflüssig, trüb und hatte einen wunderbaren Duft. Die Verbraucher mögen offensichtlich solche natürlichen, dickflüssigen, trüben Öle nicht, weshalb die Hersteller gezwungen sind, die Öle zu filtern. Dabei gehen wertvolle Vitalstoffe verloren.

Wertvolle Vitalstoffe können auch bei einer unsachgemäßen Lagerung verloren gehen. Öl ist luft- und lichtempfindlich, sollte in dunklen Flaschen, fernab von Sonnenlicht, aber nicht unbedingt im Kühlschrank gelagert werden, da es bei Kälte kein Aroma entwickelt. **Ein unbehandeltes Öl schmeckt immer**

nach der Substanz, dem Samen, aus dem es hergestellt ist. So auch das Olivenöl. Beim Olivenöl können noch die Lage, das Alter der Bäume, die Olivensorte für Qualitäts- und Geschmacksvarianten sorgen. Bekannt und geschätzt wurde vor allem das Olivenöl der Insel Kreta. Seit neuestem gibt es auf der jährlichen Biofach-Messe in Nürnberg nicht nur eine Prämierung der besten Bio-Weine, sondern mit Erfolg auch eine Prämierung der besten Bio-Olivenöle.

Meine erste Bekanntschaft mit völlig unbehandelten Oliven war auf dem Markt in Lagos/Portugal. Ich hatte keine Ahnung, wie Oliven schmecken, denn ich hatte sie bisher nur in Salzlake eingelegt erlebt. Ich kann Ihnen nur raten, Oliven nie „roh" zu probieren oder eben darauf gefasst zu sein, dass sie wirklich umwerfend bitter schmecken und man sie sofort ausspucken muss. Beim Marinieren – dazu werden die Früchte meistens eingeritzt, aufgeschlagen oder angepresst - verschwinden die Bitterstoffe mit der Zeit, ebenfalls durch mehrfaches Wässern. Die Oliven, die Sie kaufen können, haben einige Monate in einer Lake gelegen, verfeinert mit Knoblauch und Kräutern, bevor sie essfertig auf den Markt kommen.

Es ist erwiesen, dass natives Olivenöl immunstärkende Kraft besitzt. Weiterhin wird ihm nachgesagt, dass es die Leistung der Schilddrüse und die Sauerstoffversorgung des Organismus steigert. Somit verhütet es Herzinfarkte und Arteriosklerose. Bei Erkältungen soll es auf Brust und Rücken eingerieben für Schleimlösung sorgen und auch bei den Haaren sorgt eine Packung mit Olivenöl für einen seidigen Glanz. Es ist mir unverständlich, wie ein deutscher Arzt einer seiner Patientinnen, die in ihrer Heimat traditionell an Olivenöl gewöhnt war, von diesem Öl abraten und dafür den Verbrauch von Distelöl empfehlen konnte. Interessant ist, dass Olivenöl nach D´Adamo von allen Blutgruppen vertragen wird, Distelöl dagegen von keiner.

Es gab Zeiten, da wurde **Distelöl** **(0 -A - B - AB -)** wegen seiner vielen mehrfach ungesättigten Fettsäuren von vielen Ärzten empfohlen. Aber gerade beim Distelöl kann das Öl nur unter relativ hohen Temperaturen aus den Samen heraus gepresst werden, auch wenn in vielen Beschreibungen eine Kaltpressung ausgewiesen ist. Ganz anders beim Olivenöl, bei dem das Öl schon beim ersten Pressvorgang von allein hervorquillt und keine besondere Temperaturerhöhung notwendig ist. Abgesehen davon ist beim Distel- oder Safloröl, wie es auch genannt wird, nicht immer garantiert, dass es rückstandsfrei ist. Die Ursprungspflanze wird häufig in Amerika auf großen Feldern angebaut, die mit Pflanzenschutzmitteln behandelt wurden. Ursprünglich wurde das Distelöl lediglich in der Industrie verwendet, weil es einen starken, unangenehmen Eigengeschmack hatte, der erst entfernt werden musste, bevor das Öl für den Verzehr im Haushalt verkauft werden konnte.

Für einige Öle fehlen bei D´Adamo die Angaben: **Walnussöl (keine Angaben), Mohnöl (k. A.) und Kürbiskernöl (k. A.).** Vielleicht ist der Verkauf und Verbrauch dieser Öle zu gering in den USA.

Das **Walnussöl** mit seinem nussigen Geschmack wird besonders in der Rekonvaleszenz und bei der Aktivierung und Stärkung der körperlichen und geistigen Leistungsfähigkeit eingesetzt. Erstaunlich, wie die Windungen einer Walnuss den Windungen unseres Gehirns ähneln und wie gerade das in Walnüssen enthaltene Lezithin die beste Nervennahrung ist.

Dem **Mohnöl** wird eine cholesterinsenkende und stoffwechselanregende Wirkung nachgesagt. Interessant ist, dass schon in prähistorischen Zeiten Mohn offensichtlich auch in Deutschland bekannt war und angebaut wurde. Ob man damals allerdings nur die Halme und Kapseln verwendet hat, aus denen das Rauschgift Opium gewonnen werden kann, oder auch den **Samen, in dem kein Opium ist,** bleibt unklar.

Das **Kürbiskernöl** ist in der Behandlung von Prostatabeschwerden und der Reizblase anerkannt. Ebenfalls wird ihm eine entwässernde und entschlackende Wirkung nachgesagt. Es ist reich an Vitamin E und wird aus den schalenlosen grünlichen Kernen der Ölkürbisse gewonnen. Hauptanbaugebiet ist die Steiermark. Ich habe das Kürbiskernöl gerne in meinen Kursen eingesetzt zur Verfeinerung von einer morgendlichen Sauerkrautgabe an Personen, die unter Darmstörungen litten und bei denen Verdacht auf eine so genannte „Darmverpilzung" bestand. **Sauerkraut, noch dazu selbst gemachtes, ist ein guter Helfer bei Darmproblemen, auch zum Wiederaufbau einer gesunden Darmflora nach einer Antibiotika-Behandlung.** Wir alle leben mit einem bestimmten Anteil von Symbionten im Darm, auch mit Hefepilzen. Wichtig ist, ihre Anzahl im Gleichgewicht zu halten, was u.a. pH-Wert abhängig ist.

Diese drei genannten heimischen Öle sind relativ teuer, weil bei einer verantwortbaren Kaltpressung bis zu 40 Grad Celsius der Ertrag sehr gering ist. Eine Erwärmung auf nur 40 Grad wird noch als exzellente Kaltpressung angesehen, da dies die Sonnenerwärmung in der Frucht oder im Samen nachahmt. Ein halber Liter kalt gepresstes Öl von Walnüssen oder Kürbiskernen ist nicht für 3 Euro zu erhalten. Darüber müssen Sie sich klar sein. Das muss nicht heißen, dass er 20 Euro kosten muss. Aber überlegen Sie einmal: **Für einen Liter kaltgepresstes Öl benötigt man zwischen 3 und 4 kg Ausgangssubstanz**, Sonnenblumen, Sesamsaaten, Mohnsamen, Kürbiskerne, Walnüsse. Bei Oliven können auch mal 6 kg für einen Liter Öl notwendig sein. Steigert man die Temperatur, was dann aber im strengen Sinne nicht mehr kaltgepresst ist, dann steigert man auch den Ertrag. Dies machen sich viele Firmen zunutze. Mit der Beschriftung „kaltgepresst" assoziiert der Käufer normalerweise, dass der gesamte Inhalt kaltgepresst ist. Das muss nicht sein, es genügt ein kleiner Anteil. Einige Firmen führen die Käufer damit bewusst in die Irre. Daher sage ich: **Ölkauf ist Vertrauenssache!**

Zu einer ähnlichen Irreführung kommt es beim **Maiskeimöl (0 – A – B - AB -)**. Man könnte meinen, dass es sich hierbei um ein Öl handelt, bei dem nur die Keime ausgepresst wurden. Dem ist aber nicht so. Es sind zwar die Keime mit verarbeitet, aber eben auch das ganze Maiskorn. Dazu kommt, dass dieses Öl meist durch Raffination gewonnen wird. Darunter versteht man mehrere Verarbeitungsprozesse bei hohen Temperaturen unter Zuhilfenahme von Lösungsmitteln, die dann wiederum mühevoll entfernt werden müssen. **Am Schluss bleibt ein haltbares, aber im Grunde wertloses Produkt übrig, das künstlich mit Vitaminen und Vitalstoffen aufgebessert wird.** Häufig wird Maiskeimöl in Plastikflaschen angeboten, was ebenfalls wertmindernd ist. Sie sollten Öl nur in **dunklen** Glasflaschen kaufen, damit die lichtempfindlichen Vitamine erhalten bleiben.

Nicht unproblematisch ist die Gewinnung von **Weizenkeimöl (k. A.)**. Dies ist zwar ein Öl, das nur aus den Keimlingen des Getreides gewonnen werden darf, aber dessen Gewinnung schwierig ist. Bei einer Kaltpressung von 40 Grad erzielt man nur wenige Tropfen Öl aus einem Kilogramm Weizenkeimen. Steigert man die Temperatur auf 50 - 60 Grad, lassen sich wenigstens einige Gramm auspressen. Solches Öl muss zwangsläufig sehr teuer sein. Steigert man die Temperatur beim Pressen weiter bis auf 100 Grad oder darüber, lassen sich aus 100 kg Weizenkeimen etwa 5 Liter Öl gewinnen. Wenn Sie bedenken, dass für 100 kg Weizenkeime etwa 15 Tonnen Getreide, das sind 15 000 kg, benötigt werden oder für einen Liter Weizenkeimöl 3000 kg Weizen, dann haben Sie eine Vorstellung von dem ungeheuren Aufwand, der nötig ist, dieses wertvolle Öl zu gewinnen. Lohnt sich das? Oder sollten Sie besser die frischen Weizenkeime essen?

Weizenkeimöl wird trotz der hohen Presstemperatur von vielen wegen seines hohen Vitamin-E-Gehaltes geschätzt, das hitzestabil ist und dem eine große Heilwirkung bei Herz- und Gefäßerkrankungen sowie als Radikalenfänger zugeschrieben wird.

Das **Leinöl** (0 + A + B +- AB +-), ebenso aus heimischem Anbau, muss aufgrund seines hohen Anteils an mehrfach ungesättigten Fettsäuren nach der Verarbeitung sofort verzehrt werden. Es wird leicht ranzig. Selbst in verschlossenen Metallgefäßen verändert sich der Geschmack, auch wenn das Haltbarkeitsdatum noch nicht abgelaufen ist! Leinöl mit Pellkartoffeln und Quark war nicht nur in Schlesien ein beliebtes Gericht der einfachen Leute und wegen seiner Heilwirkung geschätzt. Es soll cholesterin- und blutdruck-senkend wirken, die Gefäße elastisch halten und Thrombosen vorbeugen. Mir schmeckt es trotzdem nicht und den Eigen-geschmack mit Salz zu übertünchen, ist sicher nicht sehr gesund.

Auf der Biofach 2009 wurde eine neue Ölsorte vorgestellt, das **Leindotteröl**. Es scheint die Vorteile des Leinöls mit seinem hohen Gehalt an Omega-3-Fettsäuren zu haben, aber gleichzeitig nicht dessen intensiven Geschmack. Ich fand es gut und möchte es seiner natürlichen Antioxidantien wegen auch empfehlen. Botanisch gehört es nicht in die Familie der Leinsamen, welche aus den Samen von Flachs gewonnen werden, sondern gehört zu den Senfsaaten, wie auch das Rapsöl.

In Deutschland ist seit einigen Jahren das **Rapskernöl** (0 +- A +- B – AB +-) wieder zu Hause. Es hat einen hohen Lecithingehalt, aber leider einen starken Eigengeschmack, der für mich ebenfalls gewöhnungsbedürftig ist. Ein gutes Öl muss aber, wenn es nicht desodoriert ist, nach der Pflanze schmecken, aus der es hergestellt ist. In neueren Züchtungen ist es gelungen, den Anteil der Bitterstoffe zu reduzieren, was sich positiv auf den Geschmack ausgewirkt hat. Am wenigsten Bitterstoffe hat aber ein Rapsöl, das nur aus geschälten Samen, d.h. aus den gelben von schwarzen Schalen befreiten Samen gepresst wird..
Es gibt Pläne und Versuche, einige Ölsaaten auch als Pflanzenöl-Kraftstoffe einzusetzen. Die Meinungen darüber sind gespalten, und auch ich hätte keine Freude mehr am Autofahren im Bewusstsein, damit Lebensmittel leichtfertig zu vergeuden.

Neu im heimischen Anbau ist das **Hanföl (k. A.)**, das bisher noch weniger in der Küche, dafür mehr bei der Heilung von Hautausschlägen wie Neurodermitis, Akne, Schuppenflechte oder Warzen eingesetzt wird. Wahrscheinlich hatte man hierzulande einfach zu starke Bedenken gegen die möglicherweise unkontrollierbare Nutzung der Canabispflanze. Dabei ist Hanföl das Öl mit dem höchsten Gehalt an essentiellen Fettsäuren. In der Landwirtschaft war dies seit Jahrhunderten bekannt!

Das **Sonnenblumenöl (0 - A +- B - AB -)** ist eines der bekanntesten Öle für Salate und sollte auf keinen Fall erhitzt werden. Auch eignet es sich, wie das Olivenöl und andere auch, sehr gut zur Haut- und Schleimhautpflege. Bekannt sein dürfte das aus Georgien stammende Rezept des **Ölschlürfens,** das den Organismus von Schadstoffen befreien soll. Dazu empfehle ich gerne das **Sonnenblumenöl „Auslese" der Ditzinger Ölmühle**, da dort laufend, wie sonst kaum, auf mögliche Rückstände untersucht und äußerst schonend gepresst wird.

Das Ölschlürfen soll sich positiv bei verschiedenen Krankheiten auswirken. Zum Schlürfen nimmt man morgens nach dem Zähneputzen einen Teelöffel Sonnenblumenöl in den Mund (manche Autoren empfehlen auch einen Esslöffel voll, aber ich finde, das gibt oft einen Brechreiz). Jetzt wird das Öl solange mit dem Speichel in der Mundhöhle hin und her bewegt, „geschlürft", bis die ehemals gelbe, dickflüssige Masse zu einem dünnflüssigen, weißen Produkt geworden ist. Das wird etwa 10 Minuten dauern. Dann wird alles ausgespuckt und am besten in einem Papiertuch im Abfall entsorgt.
Das Gemisch soll Schadstoffe enthalten, die der Organismus über die Mundschleimhaut auf diese Weise entsorgt. Anschließend sollte der Mund mit warmem Wasser mehrmals ausgespült werden. Am besten geht man auch noch einmal mit einem Zungenspachtel zur Reinigung über die Zunge. Siehe dazu auch die ausführliche Anleitung in meinem Buch „Hilf Dir selbst! Teil-Fasten mit Basischer Kost".

Alle Öle sollten in dunklen Glasflaschen aufbewahrt, vor Licht- und Lufteinfluss geschützt und möglichst bald und nur unerhitzt verbraucht werden, auch Olivenöl. **Jegliches Erhitzen schadet.** Pflanzliche Fette sind den tierischen generell vorzuziehen. Dennoch:

Wer Butter mag, und da möchte ich die **unpasteurisierte, unverfälschte „Landbutter" empfehlen,** der möge sie essen. Irgendwann wird ihm sein Instinkt sagen, dass es Zeit ist zu reduzieren, und er wird vielleicht seine fettlöslichen Vitamine A und E lieber aus pflanzlichen Fettquellen holen. **Nicht empfehlen kann ich den Verzehr von Margarinen aller Art.** Während die Butter von Natur aus streichfähig ist und das in ihr enthaltene Wasser/Öl sich auf natürliche Weise durch das „Buttern" verbindet, muss dies bei der Herstellung aller Margarinesorten künstlich, fabrikatorisch erwirkt werden. Damit ist Margarine kein vollwertiges Lebensmittel mehr. Noch mehr abraten möchte ich Ihnen von Streichfetten, deren Kaloriengehalt durch die zusätzliche Einlagerung von Wasser bewusst niedrig gehalten wird.

Auch bei den Fetten gilt der **Kollathsche Grundsatz, alles so natürlich wie möglich zu belassen. Warum muss es Öl sein, wenn die Frucht, der Samen gut schmeckt und sich unbehandelte Kerne von Sonnenblumen oder Kürbissen gut im Salat oder in der Suppe verarbeiten lassen?**

Die Mandel als solche ist basenüberschüssig. Das Mandelöl wird aber durch seine Bearbeitung wertvoller Inhaltsstoffe beraubt und dem Luftsauerstoff ausgesetzt. Es wirkt deshalb säurebildend, es ist säureüberschüssig. **Je weiter ein Fett von seiner ursprünglichen Substanz entfernt ist, desto mehr besteht die Gefahr, dass es säureüberschüssig wird oder ist.** Das gilt in ähnlicher Weise für alle pflanzlichen Öle, erst recht für solche, die mit Hilfe von chemischen Lösungsmitteln gewonnen werden.

B. Basenüberschüssige Fette

Die Mandeln (0 +- A +- B +- AB +-) sind durch die Araber im Mittelmeerraum eingeführt worden. Viele Touristen fahren wegen der wunderschönen weißen und rosa Mandelblüte im Januar/Februar an die Algarve. Dazu gibt es eine nette Erzählung. Ein arabischer Prinz hatte sich eine Frau aus Nordeuropa an die Algarve geholt, aber sie vermisste die winterlichen Schneeflocken sehr. Um sie zu trösten, ließ er viele Mandelbäumchen pflanzen, die nach der Blüte den Boden in ein weißes Blütenmeer tauchten.

Da **Mandeln allgemein als basenüberschüssig** anerkannt sind, wird die Mandelmilch als Heil- oder Babynahrung eingesetzt. Mandeln wird eine blutdruck- und cholesterinsenkende Wirkung zugeschrieben, sie sollen den Blutzuckerspiegel senken und durch ihre Antioxidatienten vor Radikalen schützen. Als mir jemand vor Jahren in einem Vortrag erzählte, er könne von einer Handvoll Mandeln pro Tag leben, glaubte ich es nicht. Heute weiß ich, dass dies tatsächlich möglich ist. Wenn wir uns nur basisch ernähren, benötigen wir nur ganz wenig zum Essen. Je säureüberschüssiger unsere Ernährung ist, desto mehr Hunger haben wir und suchen ständig nach etwas Essbarem.

Es ist empfehlenswert, **Mandeln einzeln zu kauen**, da sich die **Bittermandeln** rein äußerlich in nichts von den Süßmandeln unterscheiden, dafür umso mehr im Geschmack. Wenn man mal auf eine bittere Mandel beißt, spuckt man sie automatisch aus, so dass man nur mit wenig der darin enthaltenen Blausäure in Berührung kommt. Das dürfte selbst für Kinder nicht gefährlich sein. Die entsteinten Mandeln sind mit ihren braunen Häutchen essbar und halten sich gut ein Jahr. Sie dienen als Grundlage für hellen Nougat und Marzipan. Für Schwangere sind Mandeln eine gute Kraftquelle; sie sind deshalb als Frauenfrucht bekannt.

Im Frühjahr 2008 wurde von einer wissenschaftlichen Untersuchung berichtet, die belegte, dass der gleichzeitige

Verzehr von Mandeln während einer Mahlzeit die Blutfettwerte weniger stark ansteigen ließ, womit ein weiterer Gesundheitseffekt nachgewiesen wurde. Auch sollen sich unerhitzte Mandeln (ich denke mit Schalen?) positiv auf die Darmbesiedelung und das Immunsystem auswirken. Haben Sie also immer ein paar Mandeln parat, was Besseres gibt es kaum.

Über die Gefährlichkeit von Bittermandeln herrscht weitgehend Einstimmigkeit. Auseinander gehen die Meinungen, was den Verzehr von **bitteren Aprikosenkernen** betrifft. Beide gehören zur gleichen Familie, beide sind Steinfrüchte. Beide haben an ein und demselben Baum neben den süßen Früchten/Kernen auch immer einen gewissen Prozentsatz an bitteren Früchten. Darin finden wir bei beiden das Amygdalin, Vitamin B17, das im Magen/im Wasser Blausäure abspaltet. In der Medizin sind die bitteren Aprikosenkerne sehr umstritten. Teilweise werden sie als Wundermittel in der Prophylaxe und Bekämpfung bei Krebs empfohlen, teilweise als Heilmittel völlig abgelehnt.

Avocado   (0 – A +- B – AB -)

In meinem Buch „**Teilfasten - ein Gesundheitsschlager, Entsäuern, Entschlacken, Entgiften - und dabei abnehmen**", dem Vorläuferbuch von „**Hilf Dir selbst! Teil-Fasten mit Basischer Kost**", empfehle ich als pflanzliches Fett vor allem die **Avocado**. Diese Frucht stammt aus Südamerika. Sie ist eine tropische Beerenfrucht, kein Gemüse! Der Avocadobaum ist ein Lorbeergewächs, wächst u.a. auch in Portugal und die Früchte auf den deutschen Markt kommen weitgehend aus Israel, vor allem die biologisch angebauten. Sie sind reich an Lezithin und an B-Vitaminen und wirken cholesterinsenkend. Sie sind gut verträglich, nicht nur für Magen- und Darmkranke, und bewirken eine Insulinsenkung, was besonders für Diabetiker interessant ist. Der relativ hohe Kaloriengehalt wird ausgeglichen durch den hohen Sättigungswert dieser Früchte. Magnesium und Kalium runden die Vorzüge ab. **Avocados sind basenüberschüssig.**

Erst durch das Buch von Peter D´Adamo über die mögliche Unverträglichkeit von Lebensmitteln gegenüber bestimmten Blutgruppen wurde ich der Avocado gegenüber skeptisch. D´Adamo schreibt, dass Personen mit der Blutgruppe O, AB oder B diese Frucht meiden sollten. Da ich Blutgruppe A habe, also somit Avocados essen darf, war mir bisher keine Unverträglichkeit aufgefallen. Wohl hatten in meinen Kursen einige nicht meine Begeisterung für dieses pflanzliche Fett geteilt, das war mir aufgefallen. Achten Sie einmal darauf, ob Ihnen die Avocado bekommt oder ob sie unangenehme „Folgedüfte", Blähungen oder eine Aufquellung der Darmschleimhaut oder des Anus bei sich beobachten können.

Allen, die diese eiweiß- und fettreiche Frucht mögen und essen können/dürfen, möchte ich sie wärmstens empfehlen, sowohl **als Salatsoße wie als Brotaufstrich, als Dip zu rohem Gemüse oder als Beilage zu Pellkartoffeln**. Siehe im Rezeptteil.

Beim Verzehr muss die Avocado reif sein, das heißt, auf Druck leicht nachgeben. Braune Flecken im Inneren, die tiefer liegen als leichte Druckstellen, sollte sie nicht vorweisen. Manche Avocados „faulen" im Inneren. Sie stinken zwar nicht, sind aber ungenießbar. Ob sie irgendwie behandelt worden sind? Als ich bei einem Flug nach Deutschland im Handgepäck Avocados mitnahm, passierte mir dasselbe. Warum ausgerechnet Zeitungspapier in kürzester Zeit einen Nachreifungsprozess beschleunigt, konnte mir niemand erklären, aber es funktioniert. Wickeln Sie unreife Früchte in Zeitungspapier ein und Sie haben innerhalb weniger Tage/Stunden eine essbare Avocado, die sich wunderbar weiter verarbeiten lässt. Ich mag am liebsten die Sorte Hass, welche eine runzelige Schale, aber einen nussigen Geschmack hat. Eine gute Bekannte von mir, die aus Südamerika stammt, kennt die Avocado nur als Frucht, die man mit Zucker oder Ähnlichem auf süß verarbeitet, was für mich eher gewöhnungsbedürftig wäre. Vielleicht schmeckt Ihnen diese Variante?

C. „Neutrale" Fette

Nüsse und Samen sind nach der herkömmlichen Anschauung **reine Kalorienbomben,** wenn man in dieser Kategorie denkt. Da sie aber durch ihren **hohen Eiweiß- und Fettgehalt** eine schnelle Sättigung erzeugen, empfehle ich sie besonders und meine, dass **sie im frischen Zustand teilweise basenüberschüssig oder zumindest neutral sind.** Das gilt aber nur, wenn sie „so natürlich wie möglich" sind. **Wenn sie fabrikatorisch behandelt, geröstet oder gesalzen sind, verlieren sie wertvolle Inhaltsstoffe, sind denaturiert, säureüberschüssig, machen dick und nicht anhaltend satt.** Liegt darin möglicherweise ihr **allergisierendes Potential?**

Reife Nüsse und fettreiche Samen sind reich an Vitamin E, einem wichtigen Antioxidant, das uns vor freien Radikalen, Faltenbildung und schädlichen Umwelteinflüssen schützt. Sie sind verdauungsfördernd wegen ihres hohen Anteils an Ballaststoffen, und sie sind ausgezeichnete Vitamin-B-Lieferanten, welche die Konzentration fördern und das Nervensystem stärken. Das macht sie als **„Studentenfutter"** so beliebt. Sie senken den Cholesterinspiegel und reinigen die Gefäße. Sie enthalten Magnesium als Anti-Stress-Mineral, sind reich an Kalzium, Kalium, Phosphor und einem hohen Anteil am Vitamin B-Komplex. Nüsse enthalten durchschnittlich 17% biologisch hochwertiges Eiweiß, etwa 50% gutes, ungesättigtes Fett, was cholesterinsenkend wirkt. Schon der Verzehr von wöchentlich durchschnittlich 150g Nüssen/Samen senkt das Herzinfarktrisiko um 35%. Viele Nüsse sind reicher an Protein, Kalzium, Eisen, Magnesium und Vitamin B-Komplex als Fleisch, Fisch und Eier. Hat ein Arzt Sie schon einmal darauf hingewiesen? Wohl kaum.

Je lauter eine Frucht beim Schütteln **in der Schale klappert,** desto mehr **Flüssigkeit fehlt,** desto mehr Luft ist drin, **desto älter** ist sie. Falls sich Nüsse nicht knacken lassen, sollte man sie kurz ins Gefrierfach legen. Alle Nüsse und Samen sollten kühl, dunkel, trocken und luftig lagern, etwa 6 Monate, maximal ein Jahr. Allgemein gilt, dass **die meisten Nüsse und Samen nur ein Jahr lagerfähig sind.** Sobald die Natur sich auf ein neues Austreiben vorbereitet, verändern sich die Samen der vorjährigen Ernte, sie schmecken ranzig. Gleichzeitig „erwachen" in den Samen bestimmte Stoffe, die zum Austreiben anregen. Verhindert wird dies nur durch ein Abtöten, beispielsweise eine **Wärmebehandlung.** Das macht diese Lebensmittel aber wieder säureüberschüssig, sie sind nicht mehr vollwertig.

Die Angaben über den Überschuss an Säuren und Basen in den Nüssen und Samen schwanken beträchtlich. Ohne Zweifel scheint die **Erdnuss säureüberschüssig** zu sein. Sie ist auch keine Nuss.
Die **Erdnuss (0 – A + B – AB +)** ist eine sehr zinkhaltige **Hülsenfrucht**, die unter der Erde wächst und daher eigentlich zu den Gemüsen gehört. In der asiatischen Küche wird sie häufig als Beigabe zu Gemüsegerichten verwendet, und auch ich gebe sie gerne in eine Suppe. Sie darf in Europa nur geröstet angeboten werden, da sie anfällig für gefährlichen Schimmelbefall ist, wenn sie feucht-warm gelagert wird. In Portugal wird die Erdnuss angebaut, weshalb sie als Saatgut auch unbehandelt verkauft wird. Mein eigener Versuch, Erdnüsse im Sandboden anzubauen, war wenig erfolgreich.

Die **Cashewkerne (0 - A - B - AB +-)** sind deswegen relativ teuer, da es bei jeder etwa apfelgroßen Frucht des Cashewbaumes nur eine Nuss, einen Samen gibt. Die Schalen sollen Ausgangsprodukt für ein ätzendes Öl sein, welches früher zum Entfernen von Warzen und Hühneraugen verwendet wurde. Cashewkerne gehören nicht zur Familie der Nüsse, weshalb Nussallergiker sie gut vertragen. Heute sind sie als Knabberei aus Südamerika und Afrika beliebt, haben viel Tryptophan, was stimmungsaufhellend wirkt, kommen aber nur fabrikatorisch verändert in den Handel und sind somit **säureüberschüssig.**

Ebenfalls aus Südamerika, den tropischen Regenwäldern, kommt die **Paranuss (0 –A – B +- AB+-)**, die an bis zu 50 Meter hohen Bäumen wächst, die erst mit über 100 Jahren Früchte tragen! Sie ist Teil einer bis zu drei Kilogramm schweren Kapselfrucht und hat mit 70% den höchsten Fettgehalt aller Nüsse und mit fast 700 mg/100g den höchsten Phosphoranteil. Sie ist anfällig für Schimmelpilze, weshalb sie meist geschält verkauft wird. Ob sie dann noch unbehandelt ist, vermag ich nicht zu sagen. Im Ikea-Katalog fand ich die Empfehlung, bei Kratzern an Möbeln das schadhafte Holz einfach mit einer halbierten Paranuss einzureiben!

Einen ähnlich hohen Fettanteil haben die **Pekannüsse (0 +- A k.A. B +- AB k.A.)**, die an über 30 Meter hohen Bäumen in Amerika wachsen und ähnlich wie Walnüsse schmecken und auch durch ihre Furchungen ähnlich aussehen. Sie dürfte bei uns kaum unbehandelt zu kaufen sein.

Walnüsse (0 + A +- B +- AB +) und **Haselnüsse (0 +- A +- B - AB -)** sind einheimische Nüsse. Beide decken aber nicht den Bedarf der Verbraucher in Deutschland, weshalb sie zusätzlich eingeführt werden müssen. Dabei ist auf eine biologisch einwandfreie Ware zu achten. Die hellen Walnussschalen sind gebleicht und deshalb sind die Nüsse nicht mehr vollwertig. Bevorzugen Sie dunkle, unbehandelte Walnüsse. Sie verbessern die Sehkraft und sind gut bei Herz- und Kreislauferkrankungen.
Die frischen hellen Haselnüsse eignen sich sehr gut zur Herstellung von Nussmus, das kalzium- und proteinreich ist. Dunklere Haselnüsse sind meistens älter und manchmal ranzig. Die Verwendung von Haselnüssen in Schokocremes ist sehr beliebt, leider wirken die Cremes säureüberschüssig!

Aus unserem Nachbarland Österreich kommt zwar das Kürbiskernöl, aber aus China kommen meistens die grünen **Kürbiskerne (0 + A+- B +- AB +)**, die wir kaufen können. Sie haben wie das Öl erwiesenermaßen eine positive Wirkung bei

Prostatavergrößerung, weshalb sie von Männern geschätzt werden. Die bei uns heimischen Kürbiskerne haben meist eine härtere Schale, die es erst zu entfernen gilt. Man kann Kürbiskerne entschalen, indem man die getrockneten Samen in der Pfanne röstet, bis die Schale aufspringt. Mit Sojasoße gewürzt ergibt das eine köstliche Zwischenmahlzeit, ist aber durch die Erhitzung nicht mehr basisch.

Auch **Sonnenblumenkerne (0 +- A +- B – AB -)** lassen sich auf diese Weise entschalen und schmecken gut als Zwischenmahlzeit. Ich gebe sie unbehandelt/unerhitzt gerne zur Eiweißanreicherung in Suppen und Salate. Sonnenblumen werden in unseren Breitengraden immer heimischer. Geschätzt werden die Kerne wegen ihres Eiweiß- und Mineralstoffreichtums nicht nur von Menschen, sondern auch von Tieren. Das Interessante an der Sonnenblume ist ihre ständige Ausrichtung zur Sonne hin, wobei die reifen Fruchtstände nur noch nach Osten weisen, dafür haben die Kerne eine unübertroffene Stellung innerhalb der Sonnenblume für eine optimale Sonnen-/Lichteinstrahlung.

Der **Leinsamen** ist reich an Ballaststoffen (39%), die verdauungsfördernd sind. Er beugt Darmträgheit und Darmentzündungen vor. Man sollte Leinsamen nur ganz, nicht geschrotet kaufen, da er wegen seines hohen Anteiles an mehrfach ungesättigten Fettsäuren schnell ranzig wird. Wenn nicht, ist er meist wärmebehandelt, sprich denaturiert. Er wird gerne bei Darmträgheit als ballast-stoffhaltiges Regulans empfohlen. Unbedingt notwendig ist es, Leinsamen einige Stunden vor dem Verzehr oder sogar am Abend vorher in warmem Wasser einzuweichen, sonst könnte das zu Verstopfungen führen, die man ja gerade vermeiden will!

Aus dem Mittelmeerraum kommen die **Pinienkerne (0 +- A+- B – AB +-)**. Die Zapfen der kleinen Kieferngewächse, der Pinien, bringen nach zwei Jahren die kleinen, süß schmeckenden Samen hervor. In Pesto, einer Köstlichkeit aus Basilikum, Olivenöl Knoblauch und wenig Parmesan sind meistens Pinienkerne enthalten. Ähnlich schmecken die aus Asien kommenden Samen der Russischen Zirbelkiefer, auch **Zedernkerne** genannt, die teilweise zu einem horrenden Preis angeboten werden.

Auch die **Pistazien** (0 - A - B - AB +-) kommen aus dem östlichen Mittelmeerraum. Die kleinen grünlichen Samen werden bei uns nur geröstet und ge(ver-)salzen angeboten, weil sie schimmel-anfällig sind. Damit sind leider auch sie **säureüberschüssig.**

Aus Asien drängt der **Sesamsamen** (0 +- A+- B- AB -) zu uns, vor allem, da immer mehr Menschen Freude am Sesamöl finden, dem nach der ayurvedischen Lehre Heilwirkung nachgesagt wird. Die weißen Sesamsamen entspringen ähnlich dem dunklen **Mohnsamen** (0 - A +- B - AB -) einer Kapselfrucht. In meinen Kursen empfehle ich zum Würzen von Salaten und Brotaufstrichen **Gomasio**. Das sind gemahlene Sesamsamen mit Meersalz vermischt. Sesam wird zu **Halva oder zu Tahini** weiter verarbeitet, damit ist es aber nicht mehr vollwertig. Tahini lässt sich gut als Brotaufstrich oder in Salatsoßen verwenden. Wenn man das Ganze mit vielen frischen Kräutern mischt, kann man es wenigstens teilweise aufwerten. Versuchen Sie einmal, selbst einen Brotaufstrich aus Tahini herzustellen und auf Wurst und Käse zu verzichten!

Garantiert basenüberschüssig, sogar nach dem Erhitzen, sind Esskastanien (0 +- A +- B +- AB +), nicht zu verwechseln mit Rosskastanien. Sie sind auch in Deutschland zu Hause, in den Mittelmeerländern sind sie als **Maroni** bekannt. Ist Ihnen schon aufgefallen, wie sehr auch die Esskastanien, wie die Walnüsse, in ihrer Form der Struktur des menschlichen Gehirns ähneln? Sie sind eiweißreich, haben nur 2% Fett und sind im Winter als **Beilage** oder **Hauptgericht** sehr geschätzt. Man kann sie kochen oder rösten (Backofen 200 Grad), auf jeden Fall sollte man sie vorher an der Spitze kreuzweise einschneiden, damit die Schale besser aufspringt. Im Rezeptteil finden Sie nähere Hinweise.

Ich denke, dass auch die **Kokosnuss (0 – A k. A. B – AB -) frisch geschlagen vom Baum basenüberschüssig ist.** Sie kommt zu uns niemals so frisch zum Verzehr wie im Heimatland, wo sie wegen ihrer Milch, ihres „Fruchtwassers geschätzt wird und wo sie als Grundnahrungsmittel dient. Sie kann bis zu drei Kilogramm schwer werden und das ganze Jahr über geerntet werden, da sich am Baum ständig Kokosnüsse der verschiedenen Reifegrade befinden. Eigentlich ist sie keine Nuss, sondern wie andere ölhaltige Früchte eine Steinfrucht. Die Kokosnuss ist sehr fetthaltig mit einem hohen Anteil an gesättigten Fettsäuren, was gut bei Magen- und Darmleiden ist. Länder mit einem hohen Verbrauch von Kokosnüssen haben meist die niedrigsten Krebserkrankungen.

Unter **Kokosmilch** ist das mit Wasser pürierte weiße Fruchtfleisch zu verstehen, was auch bei uns immer mehr Liebhaber findet. Da sich Wasser und Milch beim Transport wieder absetzen, muss man eine Dose mit Kokosmilch vor dem Öffnen kräftig schütteln. Setzt sich das Wasser nicht ab, ist die Milch (mit Verdickungsmitteln?) behandelt und weniger wertvoll. Das weiße, getrocknete Fruchtfleisch der Kokosnuss kommt als Kopra auf den Markt, bei uns meist als geraspelte Kokosflocken.

Während früher die fetthaltigen Substanzen nur in der **Kosmetikindustrie** weiterverarbeitet wurden, gewinnt heutzutage das Kokosöl/-fett immer mehr an Bedeutung, nicht nur wie bisher als denaturiertes Plattenfett. Das **naturbelassene, native Bio-Kokosfett** hat kein Cholesterin, steigert aber das HDL, den positiven Anteil im Cholesterin, und soll bei viralen und mikrobiellen Erkrankungen helfen. Es ist unter 25 Grad fest, bei höheren Temperaturen flüssig und bestens zum Anbraten, ja selbst Frittieren geeignet, weil es hohe Temperaturen verträgt. Dabei wird es dann aber selbstverständlich säureüberschüssig.
Eine interessante Variante scheinen die Kokosfette von Amanprana zu sein wie das rote Palmöl „Extra".

Zusammenfassend lässt sich sagen:

- Fette sind lebensnotwendig. Wir dürfen nicht auf sie verzichten.

- Beim Fett kommt es vor allem auf die Qualität an.

- Pflanzliche Fette sind cholesterinfrei.

- Naturbelassene, native Fette in Nüssen und Samen sind wahrscheinlich alle im frischen Zustand basenüberschüssig bis auf die Erdnüsse. Diese sind Hülsenfrüchte.

- Je stärker ein Fett von der Ausgangssubstanz entfernt, verändert, denaturiert, fabrikatorisch behandelt oder isoliert wird, desto säureüberschüssiger wird es.

- Sämtliche gekauften gemahlenen oder geraspelten Nüsse oder Samen sind generell wärmebehandelt, damit sie nicht ranzig werden, und somit säureüberschüssig.

- Das Beste und Gesündeste ist es, Fette in ihrer Ursubstanz, in ihrer unveränderter Form, als Nüsse, Samen oder Früchte zu essen.

- Erstpress-Öle sind in dunklen Flaschen, möglichst licht- und luftgeschützt aufzubewahren.

- Sorgen Sie bei Fetten für Abwechslung. Omega-3-reich sind Lein-, Hanf-, Raps-, Oliven-, Soja-, Walnussöl, Omega-6-reich sind Sonnenblumen-, Maiskeim-, Traubenkern-, Erdnuss- und Sesamöl.

- Nehmen Sie zum Anbraten Kokosfett oder Ghee. Die Herstellung von Ghee finden Sie im Rezeptteil.

- Ein natives, unbehandeltes Fett lässt sich leicht nur mit heißem Wasser ohne Spülmittel vom Geschirr entfernen.

3. Kohlenhydrate

Kohlenhydrate sind unsere Energielieferanten. Unser Gehirn beispielsweise arbeitet ausschließlich mit diesem Brennstoff. (Bei den Ursachen der Alzheimer-Krankheit und den Veränderungen im Gehirnstoffwechsel könnten meiner Ansicht nach pH-Wert Verschiebungen mit verantwortlich sein, wodurch die schützende Hirnhaut porös wird und Eiweißstoffe aus dem Blut die Hirnschranke passieren, was zu Plaquebildung im Gehirn beiträgt.)

Vereinfacht ausgedrückt, werden Kohlenhydrate in den Pflanzen mit Hilfe des Sonnenlichtes aus Kohlendioxid (CO_2) Wasserstoff (H) und Sauerstoff (O) gebildet. Wir unterscheiden, ähnlich wie bei den Fetten, **Einfachzucker** wie Fruktose (Fruchtzucker) oder Glukose, die **Zweifachzucker** wie Saccharose (Zucker aus Zuckerrohr oder Rübenzucker) oder Milchzucker (Laktose) und die **Mehrfachzucker** wie Stärke oder komplexe Kohlenhydrate im Vollkorn oder in Ballaststoffen.

Die einfachen Kohlenhydrate wie beispielsweise im Zucker, Honig oder Süßigkeiten werden sofort vom Körper aufgenommen und können deshalb **schnell in die Blutbahn gelangen**. Sie lassen den Blutzuckerspiegel rasant in die Höhe schnellen, was zu einem momentanen Energieschub führt, dem leider oft ein Tief folgt. Durch die **Gegenregulation der Bauchspeicheldrüse** mit ihrer **Insulinausschüttung** wird der Blutzucker genauso schnell wieder gesenkt, und wir fühlen uns müde, schlapp und haben in kürzester Zeit wieder Hunger, obwohl wir gerade erst etwas gegessen haben.

Die komplexen Kohlenhydrate müssen vom Organismus erst in Einfachzucker umgewandelt werden, bevor sie über die Dünndarmschleimhaut resorbiert werden. Das erfordert Zeit und bewirkt nur einen langsamen Anstieg des Blutzuckers im Blut und somit auch einen langsameren Abfall. Diese Kohlenhydrate beispielsweise in Vollkornbrot oder Kartoffel liefern neben der reinen Energie zusätzlich wichtige Mineralstoffe und Vitamine, die für ihre eigene Verstoffwechselung benötigt werden und für eine optimale Ausnutzung der Lebensmittel sorgen. Außerdem sind die komplexen Kohlenhydrate meist faserreich, was gut für den Darm und seine Peristaltik ist. Die Verdauung wird angeregt, der Cholesterinspiegel gesenkt, Gifte werden ausgeleitet.

Aber auch hier gilt, dass **ursprünglich basenüberschüssige Lebensmittel durch eine denaturierende Verarbeitung zu säureüberschüssigen Nahrungsmitteln gemacht werden können**. Das beste Beispiel hierzu ist die Zuckergewinnung.

A. Säureüberschüssige Süßungsmittel

Zucker

Die Zuckerrübe, eine basische Frucht, die u.a. Wasser, Mineralstoffe, Vitamine, pflanzliche Proteine, komplexe Kohlenhydrate und bis zu 20 % den Zweifachzucker Saccharose enthält, bildet die Ausgangslage für unseren weißen Haushaltszucker. Während früher Zucker allein aus dem Zuckerrohr gewonnen wurde, wird seit dem 18. Jahrhundert - nach der Entdeckung des Berliner Chemikers Markgraf über die Inhaltsstoffe der Runkelrübe - Zucker in Europa aus Zuckerrüben hergestellt.

Die **Zuckergewinnung** ist ein kompliziertes Verfahren. Nachdem die Rüben gewaschen und geschnitzelt sind, werden sie in heißem Wasser ausgelaugt. Dabei entsteht ein Rohsaft, der dann von Celluloseresten, Eiweißstoffen und anderen Nichtzuckerstoffen gereinigt wird. Dieser Dünnsaft wird unter hohen Temperaturen eingedickt und anschließend durch Zentrifugieren in Sirup und Rohzucker, nicht zu verwechseln mit dem Rohrzucker aus dem Zuckerrohr, getrennt. Zum Schluss erfolgt ein mehrmaliges Auflösen und Kristallisieren, bis der weiße Zucker in seiner

„Reinheit" vorliegt. Reinheit insofern, als es sich um ein konzentriertes Kohlenhydrat handelt, das sonst absolut nichts enthält, keine Vitamine, keine Mineralstoffe, keine Spurenelemente. Beim **braunen Zucker** aus der Zuckerrübe wird lediglich ein wenig Melasse und einige wenige Mineralstoffe drin gelassen; er ist deswegen aber nicht vollwertig, sondern genauso säureüberschüssig.

Der Zucker benötigt zur Verstoffwechselung in körpereigene Zuckerbaustoffe besonders Vitamin B1, das Nervenvitamin, sowie Calcium. Folglich holt er sich die notwenigen Stoffe aus körpereigenen Depots und ist daher ein **großer Vitamin B und Kalziumräuber,** was u.a. bei Osteoporosekranken von Bedeutung ist. **Das Gleiche gilt auch für alle zuckerhaltigen Produkte** wie Kuchen, Torten, Eis, Schokolade, Bonbons, Limonaden, Kekse, Marmeladen, Marzipan, Pausensnacks usw.

Würden wir die statistisch auf jeden einzelnen von uns entfallenden 100 g Zucker täglich in Form von Rüben essen - das wären immerhin 1,5 kg - hätten wir keine gesundheitlichen Probleme. 100 g Zucker täglich zu konsumieren, erscheint im ersten Moment kaum vorstellbar. In vielen Speisen aber hält sich der **Zucker versteckt!**

Oder hätten Sie gewusst, dass in einem Liter Cola 40 Würfelzucker stecken, dass es Marmeladen mit 63% Zuckeranteil gibt, dass selbst in Zigaretten Zucker zu finden ist, im Ketchup bis 50%, in Konservendosen bis 45 %, im Puddingpulver bis 75%, in Gummibärchen bis 77%, in gesüßter Kondensmilch bis 42%, im Kaba bis 7 % usw. Im Kindertee-Granulat gab es Zuckerwerte bis 96%, sodass die nachwachsenden Zähne im Ansatz bereits geschädigt waren und nur schwarze Stummel wuchsen! Erst ein Gerichtsurteil beendete den Wahnsinn und rüttelte die Eltern wach.

Oft ist der Zuckeranteil nicht einmal deklariert. Laut Gesetz ist eine **Deklarierung der Inhaltsstoffe in absteigender Reihenfolge Vorschrift.** Wovon am meisten drin ist, muss an erster Stelle genannt sein. Aber wenn wir Joghurt mit Früchten kaufen, sind zwar die Früchte aufgeführt, aber nicht die Zuckermenge, mit der die Früchte gesüßt wurden, und das kann sehr viel sein! Ähnlich ist es bei anderen Produkten, die aus mehreren Teilprodukten zusammen gemischt werden und dann keine genauen Angaben mehr über die Inhaltsstoffe der Teilprodukte enthalten müssen.

Tricksen über den genauen Anteil von Zucker in einem Produkt lässt sich auch auf folgende Weise: Man kann Zucker in Milchzucker, Glucose, Maltose, Galaktose, Dextrose aufspalten. Bei der Verwendung verschiedener Zuckerarten erkennt der Verbraucher so den tatsächlichen Zuckeranteil nicht mehr. Beispielsweise kann ein Produkt aus 80 % Zucker bestehen, aber das wird nicht an erster Stelle genannt, da beispielsweise 20% Getreide, aber „nur" 19% Glucose, 19% Maltose, 19% Dextrose, 12% Galaktose und 11% Milchzucker enthalten sind. Und der Käufer glaubt, das Produkt besteht zum größten Teil aus wertvollem Getreide!

Da durch die **Raffination**, die Verarbeitung von der Zuckerrübe zum weißen Zucker, ein großes Defizit an Vitalstoffen entsteht, was beim Verzehr von Zucker im menschlichen Stoffwechsel noch verstärkt wird, entsteht ein großes Hungergefühl und/oder ein mögliches **Suchtverhalten.**

In den 70er Jahren wurde in Europa ein Film bekannt, der aus den USA kam und dort im Fernsehen ausgestrahlt worden war. Er warnte eindringlich vor den **Gefahren eines zu hohen Zuckerkonsums auf Leib und Seele.** Man konnte meinen, dass der weiße Zucker bald als Droge eingestuft und verboten werde. Leider geschah nichts dergleichen. Offensichtlich war die Lobby derer, die am Zucker verdienten, zu stark.

Heute diskutiert man ernsthaft, ob Zucker verantwortlich ist für epileptische Anfälle bei Schlaganfallpatienten. Die Frage ist, wird das weiterverfolgt oder ist die Zucker-Lobby wieder stärker? Lediglich die schädliche Wirkung des Zuckers auf die Zähne ist jetzt allgemein be- und anerkannt. Seien Sie daher sparsam mit Zucker oder vermeiden Sie ihn ganz. In meinen Vorträgen früher habe ich den Eltern ans Herz gelegt:

**Schenken Sie Ihren Kindern
Zeit, Zuneigung und Zärtlichkeit
anstelle von zahnzerstörendem Zuckerzeug**

Honig

Auch alternative Süßungsmittel wie Honig haben eine ähnliche Wirkung im Stoffwechsel und auf die Zähne im Mund und sollten mit Bedacht verzehrt werden. **Honig ist ebenfalls säureüberschüssig, wenn auch nicht so stark wie der weiße oder braune Zucker.**

Seit Alters her ist der Honig beliebt und geschätzt als natürliches Süßungsmittel. Ein schlauer Mensch hat ausgerechnet, dass zur Gewinnung von einem Liter bzw. einem Kilogramm Honig 10.000 Flugstunden notwendig seien, bei denen etwa **10 Millionen Blüten** angeflogen werden müssten. Welch Wunderwerk der Natur!

Honig kristallisiert bei bestimmten Temperaturen und nach längerer Lagerung aus. Ist das nicht der Fall, so handelt es sich wahrscheinlich um einen Honig, der wärmebehandelt und somit nicht mehr vollwertig ist. Lediglich Tannenhonig benötigt etwa 2 Jahre, bis er kristallisiert, da die Gewinnung dieses Honigs über den Honigtau, eine zuckerhaltige Ausscheidung von Insekten, vor allem Läusen läuft, die ihn enzymatisch verändern. Die Verbraucher scheinen flüssigen Honig zu bevorzugen. Vielleicht erinnert kristallisierter Honig zu sehr an den **minderwertigen Kunsthonig**, wie er nach dem Krieg als Honigersatz aus

Rübenzucker durch Inversion hergestellt wurde. So war eine mir bekannte Marktfrau gezwungen, ihre Honiggläser vor dem Verkauf in einem dazu umfunktionierten Kühlschrank durch geringe Wärme ständig im flüssigen Zustand zu halten, da sie sonst ihren guten Honig nicht verkaufen konnte. Das ist zwar für den Honig nachteilig, aber die Käufer befürchteten offensichtlich, sonst Honig minderer Qualität zu kaufen.

Honig unterscheidet sich in Geruch, Farbe und Geschmack je nach Lage und Pflanzenart. In Portugal lernten wir neue Honigsorten kennen wie Thymian-, Eukalyptus-, Orangen-, Urze- (ein Heidekraut), Rosmarin- oder den bitteren Medronhohonig kennen, die es in Deutschland nicht gibt. Dort überwiegen Raps-, Linden-blüten-, Klee-, Sonnenblumen-, (Obst-)-Blüten- oder Waldhonig.

Die Bezeichnung „**kalt geschleudert**" ist irreführend und wahrscheinlich dem „kaltgepressten" Ölen nachgemacht. Honig wird immer bei Raumtemperatur geschleudert. „Naturrein" als weiteres Qualitätsmerkmal beim Honig ist ebenfalls nicht geschützt und wenig aussagekräftig. Es kann alles Mögliche beinhalten. Selbst bei Sortenangaben wie Lindenblütenhonig kann nicht gewährleisten, dass alle Bienen nur von den Lindenblüten genascht haben. Ich denke, wie beim Ölkauf, so ist **auch der Kauf von Honig Vertrauenssache.**

Im Jahre 2002 wurde ärztlicherseits vor jeglicher Gabe von Bienenhonig an **Säuglinge im ersten Lebensjahr gewarnt**. Es seien mögliche bakterielle Verunreinigungen mit Sporen des Botulismusbakteriums im Honig nicht auszuschließen. Diese seinen für ältere Kinder harmlos, aber nicht für einen Säuglinge. In Amerika soll es derartige Infektionen gegeben haben.

Vorsicht beim Honigverzehr scheint mir geboten **für Allergiker**, wenn unklar ist, wo die Bienenkörbe bei der Honiggewinnung aufgestellt waren und ob sich eventuell weitere Schadstoffe eingeschlichen haben. Auch Diabetiker sollten Zurückhaltung üben, da der leicht resorbierbare Honig den Blutzuckerspiegel in die Höhe treibt. Zurückhaltung für alle scheint angebracht bei Produkten, die aus **Gelée Royale**, dem eiweißreichen, von Arbeiterbienen vorverdauten Futtersaft für Königinnen hergestellt wird. Wirkungsvoll kann er nur sein, wenn er frisch gewonnen und sofort verzehrt wird. Schon eine Gefriertrocknung, erst recht andere Arten der Haltbarmachung, sind tiefe Eingriffe und mindern die Qualität und Wirksamkeit, sie denaturieren.

Honig sollte nicht erhitzt werden, da dabei ein schädlicher Zuckerabbaustoff entsteht. Es ist fraglich, ob die vielen Rezepte der Vollwertküche, welche zum Kuchenbacken grundsätzlich Honig (meist Akazienhonig) empfehlen, wirklich sinnvoll sind.

Honig süßt intensiver als Zucker und wenn Sie eine Speise erst nach dem Kochen süßen, benötigen Sie weniger Honig und führen gleichzeitig wertvolle Enzyme und „Bakterienkiller" zu. Guten Honig zum Backen zu verwenden, ist Verschwendung, da viele Inhaltsstoffe - es sollen über 180 sein - bei Hitze zerstört werden. Dem Honig und Blütenpollen sollen alle für den Menschen wichtigen Aminosäuren beinhalten. Ferner wird dem Honig eine **gute Wirkung auf den Verdauungstrakt** zugesprochen, sowohl bei Verstopfung als auch bei Durchfall. Das Letztere beruht wohl auf seinen **antibiotisch und antimikrobiell** wirkenden Substanzen. Honig als schlafförderndes Mittel oder zur Hustenlinderung dürfte allgemein bekannt sein. Der Honig wird auch als direktes Heilmittel geschätzt und u.a. in der **Wundversorgung** eingesetzt. Das hilft und wirkt aber nur, wenn die Bienen nicht mit Medikamenten gefüttert werden. Auch in der Bienenzucht gibt es Naturheilmittel bei möglichem Krankheitsbefall.

Insgesamt kann man den Honig schon empfehlen, aber mehr als wohl dosiertes Heilmittel, weniger als Süßungsmittel, das zu Suchtverhalten führen kann. Wie sagte der große Heiler Paracelsus: **„Auf die Dosis kommt es an!"**

Zuckeraustauschstoffe

Der industriell hergestellte **Fruchtzucker** – zu unterscheiden ist davon der natürliche Fruchtzucker in den Früchten – gilt als echte Alternative für Diabetiker zum Süßen einer Speise. Der Fruchtzucker wird langsamer verstoffwechselt und führt nicht zu einer überhöhten Insulinausschüttung. Dennoch warnen manche Wissenschaftler vor seinem Verzehr. Er soll genauso schädlich für die Zähne sein und noch schneller dick machen, da die Leber ihn offensichtlich bevorzugt in Fett umwandelt.

Sorbit, ebenfalls ein Zuckerersatz, wird aus Mais hergestellt. Da er eine geringere Süßkraft hat, muss er in höheren Dosierungen verwendet werden, was wiederum abführend wirken kann. Sorbit kann auch zum Kochen und Backen verwendet werden. Weitere Zuckeraustauschstoffe sind **Mannit** oder **Xylit**, die ebenfalls im menschlichen Stoffwechsel **insulinunabhängig** verstoffwechselt und deswegen von Diabetikern bevorzugt werden.

Süßstoffe sind synthetisch hergestellte Zuckerersatzstoffe mit einer starken Süßungskraft. Am bekanntesten sind **Cyclamat und Saccharin,** denen man jedoch nachsagt, dass sie in höheren Dosen krebserregend sein können. Eine „Modedroge" ist das **Aspertam**, das offiziell als E 951, aber auch als NutraSweet oder Canderell bekannt ist. Sein Verzehr ist sehr umstritten und wird kontrovers diskutiert.

Mit dem Verbrauch von Süßstoffen sollten Sie sehr zurückhaltend sein. Hat man doch festgestellt, dass solche Mittel dem Körper einen „Zuckerstoß" vorgaukeln können, auf den er mit einer natürlichen Gegenregulation antwortet, mit der Ausschüttung von Insulin. Das Insulin blockiert den Anstieg von Blutzucker, indem überschüssiger Zucker gespeichert oder in Fett umgewandelt wird, und es folgt ein Hungergefühl. **Kein Wunder, dass diese Süßstoffe in der Tiermast eingesetzt werden.** Somit können bei manchen Menschen diese „Hilfen beim Abnehmen" oft das Gegenteil bewirken, nämlich

Hungerattacken! Häufig wird empfohlen, solche Attacken mit Medikamenten zu besänftigen, die in den vom Gehirn gesteuerten Sättigungsmechanismus eingreifen. Ich halte absolut nichts davon und **empfehle als natürliche Süßungsmittel die Trockenfrüchte.**

Stevia

Im Herbst 2008 überschlugen sich Zeitungen und Zeitschriften mit Pressemeldungen über Stevia, einer in Südamerika seit langem bekannten Pflanzenart, deren Blätter zum Süßen von Speisen und Getränken verwendet wurden. Sie enthalten einen natürlichen Süßstoff, das Steviosid, welches bis zu 300 mal süßer als Zucker ist. Es soll für Diabetiker bestens geeignet, da es den Blutzucker senken, fast kalorienfrei und nicht kariesfördernd sein soll!

Nur, wo gibt es das Wundermittel zu kaufen? In Deutschland, ja europaweit überhaupt nicht, jedenfalls nicht als Lebens- oder Nahrungsmittel, sein Verkauf ist offiziell verboten. Sie können es als Kenner unter „Kosmetika" oder Badezusätzen kaufen, so habe ich es zu Testzwecken auch gemacht.

Da Stevia bei einigen südamerikanischen Indianern als Verhütungsmittel eingesetzt war, fürchten sich Politiker offensichtlich vor möglichen (individuellen?) Folgen. Auch die Untersuchungen bezüglich einer Krebsförderung scheinen auf schwachen Beinen zu stehen, müssten wir doch – verglichen mit den Ratten – täglich über 34 kg der Blätter essen, welch ein Wahnsinn!
In vielen Ländern von China bis Australien ist Stevia zugelassen und erfreut sich allgemeiner Beliebtheit. Vielleicht wird die über 10-jährige Blockade der europäischen Behörden einmal fallengelassen und die dahinter vermutete Zucker- und Süßstofflobby geringer. Denn wenn man mal einen Beipackzettel der möglichen Nebenwirkungen vom Zuckerkonsum den Behörden vorlegte, würden die Beamten staunen!

B. Basenüberschüssige Süßungsmittel

Es kann selbstverständlich immer wieder vorkommen, dass man Hunger auf etwas Süßes bekommt. Das ist völlig normal, wenn wir lange nichts gegessen haben und unser Blutzuckerspiegel abgefallen ist. Wir sollten dann aber nicht zu Schokolade oder anderen säureüberschüssigen Nahrungsmitteln greifen. Ich empfehle bei Heißhunger auf Süßes, sich an **Rosinen, Feigen, Aprikosen, Pflaumen oder Datteln** satt zu essen. Sie sind alle **basisch**, allerdings dürfen sie nicht geschwefelt oder mit Glukosesirup bespritzt sein, was oft nur kaum lesbar und sehr klein auf der Verpackung aufgedruckt ist!

Schwefeldioxid (E 220), die schwefelige Säure, der Wasser entzogen wurde, ist ein beliebtes Mittel zur Konservierung bei Trockenfrüchten und auch beim Wein. Die Gefahren der Schwefelung sind allgemein bekannt: Vitamine werden zerstört, vor allem Vitamin B 1, sie wirkt enzymhemmend, zellverändernd und verstärkt die Wirkung anderer krebserregender Substanzen. Kopfschmerzen, Durchfall, Übelkeit oder Asthma sind mögliche Reaktionen. Erst ab einer Menge von 50 mg pro 1 kg muss die Schwefelung deklariert sein. Bei Mengen über 500 mg bis ? wird etwas als „stark geschwefelt!" bezeichnet. Darunter versteht man aber auch beispielsweise 2000 mg/kg! Liegt der Schwefelgehalt unter 10 mg pro ein Kilogramm braucht eine Schwefelung überhaupt nicht als solche deklariert zu sein bzw. die Ware darf als „ungeschwefelt" bezeichnet werden.

In der basischen Kost hat Schwefeldioxid nichts verloren, denn so behandelte Trockenfrüchte sind nicht mehr basenüberschüssig, sondern säureüberschüssig. Auch setzt dann der natürliche Sättigungsmechanismus nicht mehr ein. Wir essen, ohne satt zu werden, und können mit dem Essen nicht mehr aufhören, was bei naturbelassenen Lebensmitteln nicht passiert!

Datteln (0 +- A +- B +- AB -)

Bis vor einigen Jahren waren Datteln, das Brot der Wüste, in unseren Breitengraden nur zur Weihnachtszeit bekannt. Für wenige Wochen kamen sie auf den Markt. Auch heutzutage sind sie mehr in türkischen Läden zu finden als in deutschen, ausgenommen in Bioläden. Von ernährungsbewussten Menschen werden Datteln immer mehr in ihrem Wert erkannt.

Bekannt sind bei uns meist die tunesischen Datteln. Sie wachsen auf 30 m hohen Dattelpalmen und sind besonders gut und sehr fleischig, wenn sie nur knapp getrocknet werden. Ein Baum kann über 100 Jahre lang jährlich 100 – 120 kg dieser wunderbaren Früchte erzeugen. Ein besonderer Genuss sind die **Medjoule-Datteln**, sehr groß, sehr fleischig und – leider – sehr teuer. Aber wenn wir uns beim Essen erinnern, dass die Datteln 6 Monate lang das heiße Sonnenlicht der Wüste eingefangen haben, dann sollten wir sie genießen und langsam essen.

Datteln sind reich an Kalium, sie wirken also wassertreibend, sie regen die Melatoninbildung in der Zirbeldrüse an, was sich überaus positiv auf unsere Stoffwechsel sowie unseren Schlafrhythmus auswirkt, sie sind magnesiumreich, haben verschiedene B-Vitamine, Zink und Calcium und sind **schnelle Energielieferanten** mit einem leicht löslichen natürlichen Zucker.

Nicht umsonst benötigen die Muslime während des Ramadan, der alljährlich wechselnden Fastenzeit, eine Unmenge an Datteln, da diese vor dem nächtlichen Essen als erste schnelle Vorspeise gegessen werden. Für manche Fastenden sind die Datteln die einzige Nahrung während dieser Zeit, sie enthalten alles, was der Organismus benötigt! Auch Sie sollten mal eine **Dattel-Fastenkur** ausprobieren, bei der Sie täglich bis zu 1,5 kg Datteln verzehren dürfen. Sie müssen nur **genügend trinken**, da diese Früchte ihres natürlichen Wassers beraubt sind und sich die zur Verstoffwechselung benötigte Flüssigkeit aus unserem Organismus, besonders dem Dickdarm holen. Sonst könnten sie trotz oder gerade wegen ihres hohen Ballaststoffanteiles zu Verstopfung führen, was wir unbedingt vermeiden sollten.

Frische Datteln, meist noch gelb leuchtend, gibt es zwischen August und Februar. Sie sind weniger süß auf Grund des hohen Wassergehaltes. Probieren Sie doch mal, Datteln als „Nachtspeise" zu nehmen, wenn Sie nicht schlafen können.

Feigen   **(0 + A + B +- AB +)**

Auch die Feigen erfreuen sich bei uns einer immer größer werdenden Beliebtheit. Früher nur als Trockenfrüchte bekannt, kann man sie heute auch in der Erntezeit frisch auf dem Markt sehen, **grün oder violett**. Leider sind diese Früchte meist unreif geerntet und deswegen nicht so empfehlenswert wie getrocknete. Sollten sie aber mal zur Erntezeit im Frühsommer in Mittelmeerländern sein, greifen Sie zu, die Früchte schmecken köstlich! Hier in Portugal gibt es einige Gegenden, die offensichtlich von ihren Besitzern verlassen wurden. Dort finden Sie Feigenbäume, die nicht abgeerntet werden, so dass sogar die vertrockneten Feigen an den Bäumen hängen, eine süße Verlockung, nicht nur für die Tierwelt.

Feigen sind reich an Kalium, Magnesium und Kalzium. Da sie aber zur Verstoffwechselung selbst wiederum Kalzium benötigen, zähle ich sie nicht zu den Kalziumlieferanten. Dennoch: Sie sind reich an Eisen, Phosphor, Magnesium und vor allem unvergleichlich basenüberschüssig. Sie sind schnelle Energiebündel, werden leicht vom Körper aufgenommen, helfen bei Verdauungsproblemen und entgiften und entschlacken. Allerdings können sie zu Blähungen führen, wenn der Darm nicht an sie gewöhnt ist. Für manche Darm-Empfindliche ist es gut, Feigen über Nacht einzuweichen und morgens das Einweichwasser mit zu verwenden. Um einem Schädlingsbefall vorzubeugen, werden immer öfter Feigen sehr stark wärmebehandelt angeboten, welche aber nicht mehr so empfehlenswert sind. Auch Feigen, die nach der Trocknung extra mit Wasserdampf behandelt werden, um eine Frische vorzutäuschen, sind weniger empfehlenswert. Gegen ein kurzes Schockgefrieren gegen einen möglichen Schädlingsbefall, ist sicher nichts einzuwenden. Wenn getrocknete Feigen lange liegen, kristallisiert der Zucker aus, was eine natürliche Reaktion ist.

Rosinen/Korinthen/Sultaninen   (0 +- A + B +- AB +-)

Während man sich darüber streitet, ob Rotwein oder Weißwein gesünder sei, brauchen wir uns bei den getrockneten **Weinbeeren** darüber nicht den Kopf zu zerbrechen. Alle reifen Früchte, ob hell oder dunkel, sind reich an Vitaminen, Mineralstoffen und sekundären Pflanzenstoffen. Die dunklen Korinthen scheinen, was die sekundären Pflanzenstoffe anbelangt, noch ein wenig reichhaltiger zu sein als die hellen Sultaninen. So ähnlich wird es auch beim Wein oder Traubensaft sein. So zeichnen sich schwarze Johannisbeeren, blaue Pflaumen, violette Feigen, blaue Weinbeeren oder rote Kirschen durch ein Höchstmaß an sekundären Pflanzenstoffen aus, was sich sehr positiv auf den gesamten Stoffwechsel auswirkt. Getrocknete Weinbeeren sind durch den Wasserentzug kleine Nährstoffbomben mit hohem Fasergehalt, da dann Kalium, Kalzium, Magnesium und Eisen ebenfalls in konzentrierter Form vorliegen.

Traubenrosinen reifen und trocknen am Weinstock. **Korinthen**, wohl ursprünglich aus der Nähe von Korinth, sind die kleineren dunklen, kernlosen Schwestern. Die **Sultaninen**, wohl ursprünglich den Sultanen vorbehalten, sind größer, heller und ebenfalls kernlos. **Alle drei sind ausgezeichnete basenüberschüssige Früchte.** Das ist kein Wunder, werden doch aus etwa 4,5 kg Weintrauben, die ebenfalls basenüberschüssig sind, nur 1 kg Rosinen mit ihren natürlichen Vitalstoffen! Manche getrockneten Weinbeeren werden, damit sie nicht aneinander kleben, mit Sonnenblumenöl behandelt.

Pflaumen   (0 + A + B + AB +)

Blaue, gelbe oder rote Pflaumen, violette Zwetschgen, gelbe Mirabellen und grüne Reineclauden, alle gehören zur gleichen Familie und alle lassen sich wunderbar dörren. Um beim Trocknen die wasserundurchlässliche Wachsschicht aufzuweichen und den Dörrvorgang zu verkürzen, werden Bio-Trockenfrüchte manchmal in eine Lösung von Pottasche (Kaliumcarbonat) und Olivenöl gelegt. Auch heimische Obstsorten wie Äpfel, Birnen oder Pfirsiche können in speziellen Dörrgeräten oder an Luft und Sonne, weniger gut im Backofen schonend konserviert werden. Die **verdauungsfördernden** Eigenschaften von Trockenpflaumen sind allgemein bekannt.

Aprikosen   (0 +- A + B +- AB +-)

Dem Volk der Hunza im Himalaja-Gebirge wird nachgesagt, dass es sich weitgehend von Getreide, Hülsenfrüchten und Obst ernährt, besonders von Aprikosen, Walnüssen und Maulbeeren. Die Aprikosen zeichnen sich durch einen Kaliumreichtum und Vitamin A und K aus. **Vitamin A kommt nur bei tierischen Produkten in reiner Form vor, in pflanzlichen Lebensmitteln liegt es in seiner Vorstufe, dem Provitamin A oder Beta-Karotin vor.** Zur besseren Aufnahme des Vitamins ist aber die gleichzeitige Gabe von Fett empfehlenswert, als Ergänzung bieten sich Nüsse an. Aprikosen werden gerne bei **Augen- und Blutkrankheiten** und wegen ihres Eisenreichtums auch bei Frauenkrankheiten empfohlen. Sie **wirken abführend**. Bei unserer heutigen Lebensweise mit häufigem Fernsehen oder Arbeiten am PC ist diese kleine Frucht doppelt zu empfehlen. Allerdings wird sie in den meisten Fällen geschwefelt angeboten, leicht daran zu erkennen, dass sie als Trockenfrucht ihre leuchtend rot/orange Farbe beibehalten hat. **Natürlich getrocknete Aprikosen sind dunkel.** Der Kern ist giftig, er enthält Blausäure. Es gibt aber auch Sorten, deren Kern keine Blausäure enthält und die somit zu süßen Köstlichkeiten weiterverarbeitet werden wie bei „dry fruit" in Regensburg (Adresse im Anhang). Leider werden frische Aprikosen bei uns meist wegen der langen Transportwege nur unreif angeboten.

Bananen   (0 +- A – B + AB -)

Es könnte eine Zeit kommen, da wir auch die Bananen nur noch als Trockenfrüchte zu uns nehmen dürfen, da wir die Behandlung mit Giften beim Transport in dunklen Schiffsbäuchen nicht mehr überschauen können. Auch der Einsatz von Spritzmitteln auf den Plantagen ist äußerst problematisch! Kennen Sie den Unterschied zwischen „normalen" Bananen und biologisch angebauten? Er ist umwerfend. Der Geschmack ist einmalig mit natürlicher Süße. Das wirkt sich auch auf die getrockneten Früchte aus, da die konventionellen meist mit Zucker „veredelt" werden müssen.

Bananen sind eine Köstlichkeit der Natur, und es gab Völker, bei denen Bananen die einzige Nahrung für alle war, nicht nur für Säuglinge oder Kleinkinder. Auf 4 – 10 m hohen Stauden können 5 – 20 Fruchtstände wachsen, die mehrfach abgeerntet werden können. Bananen sind Fit- und Muntermacher, sie sind leicht verdaulich, machen nicht dick, sind schnell resorbierbar, belasten die Verdauungsorgane nicht, sind gut für den Gehirnstoffwechsel und heben den Serotoninspiegel. Sie gelten als **natürliches Aphrodisiakum** und **natürliches Antidepressivum**. Am Rande sei vermerkt, dass die Musik ein weiteres natürliches Antidepressivum ist, vor allem das eigene Singen!
Bananen sind reich an Kalium, Zink und Magnesium, also basenüberschüssig. Dazu kommt ein hoher Gehalt an Mangan, einem Spurenelement, das mitverantwortlich ist für ein geregeltes Stoffwechselgeschehen, den **Schutz vor freien Radikalen**, den Histaminabbau und die Blutgerinnung. Bananen sind Gesundheitsbomben, aber nur, wenn sie naturbelassen bleiben! Grüne Bananen reifen gut nach, notfalls mit Hilfe von daneben liegenden Äpfeln, welche ein „Reifegas" ausströmen.

C. „Neutrale" Süßungsmittel

Sie finden tatsächlich Tabellen, in denen der Haushaltszucker als „neutral" eingestuft wird wie in der „Nahrungsmittel-Tabelle" von Basica. Dies meine ich nicht mit den nachstehenden Ausführungen. Aber ich bin mir nicht ganz sicher, ob die folgenden Lebensmittel neutral sind, jedoch lässt die Logik diesen Schluss zu. So werden doch Apfeldicksaft und Ahornsirup aus einem basischen Ausgangsprodukt hergestellt, das Herstellungsverfahren wird aber in jedem Fall ihre „Basizität" verringern, daher stufe ich sie nur als neutral ein.

Apfeldicksaft

Apfeldicksaft ist das Konzentrat von Apfelsaft. In der Bioqualität wird aus etwa 8 Litern naturtrübem Apfelsaft ein Liter Dicksaft hergestellt. Durch dieses „Einkochen" und dem Entzug von Wasser entsteht eine Süßkraft, die sich gut für unerhitzte Speisen und in Salatsoßen weiter verwenden lässt. Während es sich bei dem Apfeldicksaft um ein heimisches Produkt handelt, hat das folgende eine lange Anreise nach Europa hinter sich.

Ahornsirup   (0 +- A +- B +- AB +-)

Im Frühjahr beginnen in Bäumen die Säfte zu steigen, so auch im Zucker-Ahorn. Anscheinend sollen die Indianer den süßen Saft der Bäume zufällig beim Ritzen der Rinde entdeckt haben. Heutzutage ist eine ganze Industrie daraus geworden, die von Mitte März bis Ende April den hellen Saft durch Bohrungen der Stämme meist in Schläuchen auffängt und weiter verarbeitet.

Aus 40 Litern Saft, der gesamten Frühjahrsproduktion eines Baumes, wird etwa ein Liter Sirup gewonnen. Die biologische Verfügbarkeit kommt insofern zustande, als die Säfte am Tage in die Äste steigen, nachts gefriert es, so dass die Säfte in den Baumstamm fallen und am nächsten Morgen „geerntet" werden können. Diese klimatischen Verhältnisse gibt es weitgehend nur in Kanada, weshalb in der Gegend von Québec das „Hauptanbaugebiet" ist.

Es gibt **große Qualitätsunterschiede** beim Ahornsirup, da sowohl beim Anzapfen der Bäume, die mindestens 40 Jahre alt sein müssen, ihrer Pflege, der Sorgfalt bei der Instandhaltung des riesigen Schlauchsystems als Transportmittel zu den „Zuckerhütten" und der Verarbeitung und Eindickung des Saftes verschiedene Techniken verwendet werden. **Je heller der Sirup**, Grad AA, desto höher die Lichtdurchlässigkeit, **desto wertvoller** ist er, zumindest wird er als höchste Qualität eingestuft. Da im Ahornsirup noch viele Vitamine sowie Kalium, Kalzium und Mangan erhalten sind, wird er als alternatives Süßungsmittel immer mehr geschätzt und könnte, obwohl durch die Hitzebehandlung wertvolle Vitalstoffe verloren gehen – ebenso wie bei jedem anderen Fruchtdicksaft - als neutrales Süßungsmittel bezeichnet werden.

Sharkara

Im Ayurveda wird zwischen acht Zuckerarten unterschieden, wobei bekannt ist, dass der raffinierte Industriezucker säurebildend, säureüberschüssig ist. Auch nach ayurvedischer Lehre bewirkt dies eine Beeinträchtigung der Gesundheit, der drei Doshas und ihres harmonischen Gleichgewichts.

Sharkara soll nach ayurvedischer Auffassung völlig andere Eigenschaften als die bekannten Zuckerarten haben, was auf eine besondere Herstellung zurückgeführt wird. So soll Sharkara „mild basisch wirken", da Wurzeln und Knoten des Rohrzuckers bei der Herstellung nicht mit verwendet werden und die Zuckerlösung unter Sonneneinstrahlung zu Kristallen reift, die später fein vermahlen werden.

D. Intoleranzen

Fructose-Intoleranz

Fructose ist ein natürlicher Zucker, der vor allem in Früchten vorkommt. Von da der Name, der auf den lateinischen Begriff „**fructus**", die Frucht, zurückgeht. Wir finden Fructose aber auch im Honig und in jedem Haushaltszucker, denn das Disaccharid im Rohr- und Rübenzucker besteht aus Fructose und Traubenzucker (Glukose).
Noch vor wenigen Jahren vertrat man die Auffassung, dass es für Diabetiker besser sei, mit Fructose gesüßte Nahrungsmittel zu verzehren. Der Fruchtzucker werde vom Körper langsamer verstoffwechselt, der heute so viel zitierte **glykämische Index** (GI, Glyx, das Ansteigen des Blutzuckerspiegels) sei sehr niedrig, die Insulinreaktion der Bauchspeicheldrüse auf eine Zuckerzufuhr somit geringer und die Bauchspeichedrüse werde somit geschont.

Heutzutage sieht man das differenzierter, haben doch Studien ergeben, dass Fructose eher zu Fett umgewandelt wird, also nicht nur die Blutfettwerte steigen, sondern dass auch mehr Fette im Körper eingelagert werden, was niemand anstrebt.

In Deutschland sollen etwa 30% der Bevölkerung an einer Fructoseintoleranz leiden. Dabei ist zu unterscheiden, dass offensichtlich gewisse **Enzymdefekte** erworben oder ererbt sein können, dass es aber auch – was weit häufiger ist – eine vorübergehende oder ständige **Malabsorption** (mangelhafte Aufnahme) sein kann. Diese zeigt sich meist in Blähungen, oft auch in Durchfällen und dem so genannten „**Reiz-Darm-Syndrom**".
Hier hilft oft nur eine intensive Darmsanierung, denn häufig liegt nicht nur eine Überwucherung der gesunden Darmflora zugrunde, sondern auch bereits ein „**Leaky–Gut-Syndrom**" vor. Darunter ist ein „löchriger Darm" zu verstehen, dessen normale Barriere instabil geworden ist, dessen Schleimhaut „porös" und degeneriert ist und somit das Eindringen von Schadstoffen und

Giften wie Bakterien, Pilzen, Parasiten, Lektinen ermöglicht.

Der Gehalt von Fructose in frischem Obst und Gemüse (!) ist bedeutend geringer als im getrockneten. Da es Datteln, Feigen, Bananen, Aprikosen, Pflaumen auch frisch zu kaufen gibt, ist meine Empfehlung, diese Obstsorten eben nur zu den Erntezeiten zu essen oder sich einen Vorrat mit Tiefkühlobst anzulegen. Achten Sie auch auf die Verträglichkeit von Früchten in Bezug auf Ihre Blutgruppe, auch hier könnte eine Ursache für die Malabsorption zu finden sein.

Laktose-Intoleranz

Laktose ist ebenfalls ein Zucker, allerdings kommt er nur in der **Muttermilch** und in der **Milch von Säugetieren** vor. Deswegen wird er auch **Milchzucker** genannt. Er ist ein Disaccharid, ein Zweifachzucker, der aufgespalten wird in Galaktose und Traubenzucker (Glukose). Dazu benötigen wir das Enzym **Lactase**, was im Säuglingsalter gut, im Erwachsenenalter kaum noch vom Körper gebildet wird. Daher kommt es häufig zu Unverträglichkeitsreaktionen, die ähnlich denen der Fruktose-Intoleranz sind. Da bei der basischen Kost auf Milch und deren Produkte verzichtet wird, spielt die Laktoseintoleranz hierbei keine Rolle. Zur Information sei aber gesagt, dass der Anteil an Laktose in Hartkäse und gesäuerten Milchprodukten geringer ist.
Vorsicht ist geboten bei Fertigprodukten aller Art, denn häufig, manchmal auch in Bioprodukten, wird Laktose zugesetzt, um ein Produkt cremiger zu machen oder eine bessere Bräunung zu erreichen. Dabei kann sich Laktose unter allen möglichen Namensvarianten verbergen wie Molkepulver, Zuckerstoffe, Magermilchpulver oder eben Milchzucker, auch bei Medikamenten!

Auf die **Glutenunverträglichkeit** gehe ich bei den Getreidesorten auf Seite 108 ein.

E. Schwach säureüberschüssiges Getreide

Getreide wird allgemein als nur wenig säureüberschüssig bezeichnet. Je weniger naturbelassen es ist, je stärker es denaturiert wird, desto säureüberschüssiger wird es.

Polierter Reis, ausgemahlene Mehle und ihre Produkte wie Brot, Brötchen, Kuchen, Kekse, Toastbrot, Nudeln, Spätzle, Zwieback, Knäckebrot usw. sind säureüberschüssig!

Viele Menschen klagen, dass sie Produkte aus vollem Korn nicht vertragen, sondern nur ausgemahlene Mehle. Das spricht aber nicht gegen das volle Korn und seine Vorteile, sondern hängt zusammen mit der Verdauungskraft dieser Personen. Meist liegt eine ererbte oder erworbene Verdauungsschwäche vor.

Weizen und Roggen sind die bei uns am meisten angebauten Getreidearten, in zunehmendem Maße auch die Kreuzung von beiden, **Triticale**. Viele Weizensorten wie Kanzler, Rektor, Sperber, Obelisk oder Borenus sind nur Fachleuten bekannt. 1993 betrug die Anbaufläche in Deutschland laut Aussage der CMA, der Centralen Marketing Gesellschaft der deutschen Agrarwirtschaft, rund 3,1 Millionen Hektar. In den letzten 40 Jahren konnte der Ertrag verdoppelt werden. Dass dies nur durch die Steigerung von Dünger (350%) und von Pestiziden (1350%) möglich wurde, wird verschwiegen. Verschwiegen wird auch, dass die Bauern für einen hohen Eiweißgehalt im Getreide bezahlt werden, sodass der Eiweißanteil im Getreide laufend gesteigert wird. Gibt es eventuell einen Zusammenhang zwischen der unnatürlichen Eiweißerhöhung im Getreide und der Zunahme der Weizenunverträglichkeiten?

Kaum bekannt ist, dass von den 39,2 Millionen Tonnen Getreide, die 1991 in Deutschland verarbeitet wurden, nur ein geringer Teil für die Herstellung von Nahrungsmitteln und fast 60% zu Viehfutter weiter verarbeitet wurde. Von Kartoffeln wissen wir, dass viele sie lieber essen, wenn sie den Weg durchs Schwein gegangen sind. Des Bayern Lieblingsspeise ist und bleibt die Schweinshaxe. Dass aber zur Herstellung von 1 kg Fleisch bis zu 12 kg Getreide benötigt werden, dass die Fleischmast um ein vielfaches (drei- bis viermal) unergiebiger ist als die Milchproduktion, zehnmal unergiebiger als der Anbau von Kartoffeln und Getreide und sogar sechzigmal unergiebiger ist als der Soja-Anbau, dem Fleischersatz der Dritten Welt, wird dabei oft verschwiegen.

Für die Energie, die benötigt wird, um ein Steak von 225 g zu erzeugen, könnten 40(!) Kinder in den Entwicklungsländern einen Tag ernährt werden. Der Satz „Das Vieh der Reichen frisst das Brot der Armen" hat durchaus seine Berechtigung. Die nicht artgerechte Ernährung von Pflanzenfressern wie Rindern mit Tiermehl, was leider immer noch vorkommt, oder die Behandlung kranker Tiere mit Medikamenten oder Hormonen und allen ihren schrecklichen Folgen, sei nur am Rande erwähnt und als mögliche Ursache für BSE in den Raum gestellt.

Gluten-Intoleranz

In der modernen Welt reagieren leider immer mehr Menschen allergisch auf bestimmte Getreidesorten. Dabei muss es sich noch nicht einmal um eine so schwere Unverträglichkeit handeln, wie sie aus dem Krankheitsbild der **Zöliakie,** im Erwachsenenalter „einheimische **Sprue"** genannt, bekannt ist. Bei diesen Krankheiten führt das **Gluten, ein wichtiger Bestandteil der Getreidearten Weizen, Kamut, Emmer, Einkorn, Roggen, Dinkel, Grünkern, Hafer und Gerste zu starken Veränderungen der Dünndarmschleimhaut**, sodass diese Getreide absolut nicht gegessen werden dürfen. Es **muss auf Amarant, Quinoa, Reis, Mais, Hirse oder Buchweizen** und deren Produkten **ausgewichen werden**. Das Klebereiweiß bildet beim gemahlenen Getreide unter Zugabe von Wasser eine backfähige Masse, weshalb die glutenhaltigen Getreidesorten beim Brotbacken bevorzugt werden, bei manchen Personen aber starke Unverträglichkeitsreaktionen hervorrufen. Neben der Beachtung des Säure-Basen-Gleichgewichts muss eine Darmsanierung und eine Verträglichkeit zur eigenen Blutgruppe überprüft werden.

Eine mögliche Alternative beim Brotverzehr könnte das **„Essener Brot" (0 + A + B + AB +)** darstellen, genannt nach dem Volksstamm der Essener, dem auch Jesus angehörte. Dieses Brot wird aus gekeimten Getreide hergestellt und wird auch im Handel angeboten, allerdings meiner Ansicht nach nicht immer vollwertig. Sie finden **im Anhang das Rezept** dazu, wenn Sie das Essener Brot selber herstellen wollen.

Das Aminosäurenspektrum ist bei allen Getreidesorten unterschiedlich. Beim Weizen ist beispielsweise die Aminosäure Lysin nur zu 35 % vorhanden, was seine **biologische Wertigkeit** einschränkt, d.h. die Verfügbarkeit im Organismus zum Aufbau von Körpereiweiß. Wenn man bei der Ernährung gleichzeitig mit einem Weizengericht ein anderes Eiweiß gibt, dessen Lysinanteil höher liegt als beim Weizen, beispielsweise in Milch, Sojabohnen oder Ei (ideal im Pfannkuchen, Hefeteig u.a.), dann wird die biologische Wertigkeit erhöht, der Körper kann daraus relativ viel körpereigenes Eiweiß bilden. Bei einer **Glutenunverträglichkeit** muss aber zur Ergänzung ein glutenfreies Getreide (Mais, Amarant, Reis, Mais, Hirse) oder Buchweizen gewählt werden.

<u>Weizen</u>   **(0 – A – B +- AB +)**

Noch bis ins 19. Jahrhundert wurde das volle Korn entweder mit Hilfe von Tieren oder Wind oder Wasser durch sich drehende Mühlsteine verarbeitet. Erst im Zeitalter der Industrialisierung, als die ersten Mühlen erfunden waren, die nicht nur mahlten, sondern auch siebten, nicht nur Spreu vom Weizen trennten, sondern in neuartigen Walzenstühlen und Plansichtern die Stärke im Mehlkörper von den Schalen, der Frucht- Samen- und Aleuronschale, trennten, den Keimling entfernten und ein weißes Mehl herstellten, **da begann die Denaturierung.**

Der Mehlkörper ist von Natur aus dazu da, dem Keimling bei der Bildung einer neuen Ähre Vorrat und Schutz zu sein. Fett, Aufbaueiweiß, wichtige Vitamine und Mineralstoffe sitzen im Keimling und in den Schalen. Das wurde aber alles entfernt, damit das Mehl haltbarer wurde. Denn das im Keimling enthaltene, beim Mahlen zerquetschte Fett macht das Mehl bei längerer Lagerung ranzig. **Übrig blieb von den gesunden Bestandteilen des Weizenkornes nur die Stärke vom Mehlkörper. So wurde das Korn zu einem denaturierten Produkt.**

Weg von der Natur,
- weg vom Keimling mit seinem hochwertigen Eiweiß, seinen Vitaminen, vor allem dem Vitamin E,
- weg von der Aleuronschicht, die reich an Klebereiweiß, wichtigen Enzymen, Fermenten und Vitaminen,
- weg von der Frucht- und Samenschale, die nährstoffarm, aber zellulosereich ist, die für die notwendigen Faserstoffe bei der Verdauung sorgt, die Gallensaftbildung anregt und die Fäulnisstoffe aus der Eiweißverdauung im Dickdarm bindet sowie Cholesterin oder Gifte im Darm und die bei Darmträgheit oft als isolierte Kleie wieder zugeführt werden muss,
- **weg von**
  - **50 % Vitamin E**
  - **70 % Vitamin B 2**
  - **45 % Vitamin B 5**
  - **75 % Vitamin B 9**
  - **85 % Vitamin B 6**
  - **über 90 % Vitamin B 1**
  - **50 % Phosphor**
  - **60 % Kalzium**
  - **60 % Eisen**

100 g Mehl vom Typ 405 enthält noch **405 mg Mineralstoffe**. Ein Mehl Typ 1085 hat dementsprechend mehr, und am besten ist eben das volle Korn, da ist noch alles drin. Aber da der Verzehr von Weißmehl ein Vorrecht der Reichen, der Privilegierten war, fand das immer billiger hergestellte Weißmehl sehr schnell auch bei armen Leuten Gefallen.

Die Amerikaner sind dazu übergegangen, dem Weißmehl, aus dem die meisten Brote und Kuchen hergestellt sind, künstlich Vitamine und Mineralstoffe wieder zuzusetzen. Es ist aber sehr fraglich, ob diese die gleiche gesunde Wirkung haben wie die Inhaltsstoffe im ursprünglichen Verband.

Aus einem Getreidekorn wächst eine neue Ähre, aus einer Vitamintablette nicht!

Bei Versuchen mit Ratten hatten Wissenschaftler festgestellt, dass die Tiere, die mit weißem Auszugsmehl gefüttert wurden, in einer der nächsten Generationen unfruchtbar wurden und keine Nachkommen mehr zeugen konnten. **Weißmehl wäre das beste Rattenvertilgungsmittel,** die Ratten sind aber viel zu schlau, als dass sie sich ständig davon ernährten. Nur wir Menschen scheinen das nicht zu begreifen!

In meinem ersten Buch, dem **„Alternatives Abnehmen – aber mit Vernunft"** aus dem Jahr 1987, berichte ich davon, dass immer mehr junge Ehepaare ungewollt kinderlos bleiben. Für mich ist das auch eine Folge der Ernährungsfehler, nicht nur der eigenen, sondern auch derer aus früheren Generationen. An den Fehlern der Eltern kann man bei der Familienplanung nichts mehr ändern, sehr wohl aber an den eigenen.

Dass ein Vollkornbrötchen nur 30(!) Prozent Vollkornmehl enthalten muss, sei nur am Rande vermerkt, selbst bei den Broten dürfen 10% andere Mehlsorten untergemischt werden. Dabei ist ein Mehl vom Typ 1800 beim Roggen oder Typ 1700 beim Weizen gar nicht vollwertig, denn der Keimling wird immer zur besseren Lagerfähigkeit der Mehle vorher entfernt und im wertvollen Weizenkeimöl teuer verkauft.

Hartweizen (0 – A. +- B – AB +-) wird besonders in Italien zu Pasta, in Nordafrika zu Couscous (auch aus Gerste oder Hirse) und im Orient zur Herstellung von Bulgur verwendet. Nudeln aus Hartweizen benötigen kein Ei zum Binden, was für Veganer wichtig sein kann. Auch in Deutschland wird dieser Weizen mit seinen außergewöhnlich großen Körnern seit einiger Zeit angebaut. Bei den Rezepten finden Sie den Taboulé-Salat aus unerhitztem Couscous, den ich zu feierlichen Anläsen gerne serviere.

Vor 7000 Jahren waren in Mitteleuropa die Vorläufer des heutigen Weizens **Einkorn und Emmer** die hauptsächlichsten Anbausorten. Noch vor rund 100 Jahren soll der Emmer in Tschechien, der Toskana, aber auch bei uns angebaut worden sein. Er muss wie der Hafer und Dinkel erst entspelzt werden, was sehr arbeitsintensiv ist. Er ist wie der Dinkel empfindlich gegen zu starke Düngung. Kein Wunder, dass diese Getreidesorten kaum eine Chance haben in der heutigen Zeit und höchstens als teure Delikatesse in Form von Keksen wieder in den Handel kommen.

Dinkel   (0 +- A +- B + AB +)

Auch der **Dinkel** wird als ein Vorläufer des Weizens angesehen. Für viele ist Dinkel auch heute noch das beste Getreide, so wie es Hildegard von Bingen bereits empfohlen hatte (1098 - 1179). Die Äbtissin schreibt über den Dinkel: „Der Dinkel ist das beste Getreide, er ist fett, kraftvoll und besser verträglich als andere Getreidearten. Er bereitet dem, der ihn isst, ein rechtes Fleisch und gutes Blut. Die Seele des Menschen macht er froh. Wenn einer so krank ist, dass er vor Krankheit nichts mehr essen kann, dann nehme man ganze Dinkelkörner, koche sie in Wasser unter Beigabe von etwas Fett oder Eigelb, des besseren Geschmackes wegen, und gebe sie dem Kranken zu essen. Es heilt ihn von innen heraus wie eine gute und kräftige Salbe".

Da der Dinkel bisher weitgehend allen Überzüchtungsversuchen widerstanden hat, könnten die Aussagen von Hildegard auch heute noch zutreffen. Dinkel wird vor allem im Württemberg angebaut. Schwäbische Spätzle sind meist aus Dinkel hergestellt. Der Dinkelanbau ist arbeitsaufwändig und der Ertrag gering. Auch ist es schwierig, die Körner aus der Ähre zu gewinnen. Die Spelzen müssen mühsam in vorsichtigen Mahlvorgängen entfernt werden, ohne dabei Keimling oder Korn zu beschädigen. Dinkel hat genauso gute Backeigenschaften wie der Weizen aufgrund seines hohen Anteils an Klebereiweiß. Alle Kuchen und Torten, Brötchen und Brote, Zwiebacke und Kekse, alle Teige, Aufläufe, Mehlschwitzen und Suppeneinlagen lassen sich vorzüglich mit Dinkelvollkornmehl herstellen. Wer die etwas braune Farbe des Mehles bei der Verwendung des ganzen Dinkelkornes nicht mag, kann das Vollkornmehl ein wenig aussieben und die Kleie wie Semmelbrösel zum Andicken oder zum Bestäuben der Kuchenformen usw. verwenden.

Korn sollte allgemein sofort nach dem Mahlen verarbeitet werden. Denn Luft und Licht lassen den Sauerstoff oxydieren und das Mehl denaturieren. Wer keine eigene Mühle hat, kann sich das Getreide im Naturkostladen oder Reformhaus mahlen lassen und in einem gut verschlossenen Gefäß nach Hause nehmen. Wer nicht alles gemahlene Mehl sofort verbraucht, kann den Rest einfrieren. Das ist immer noch besser, als ihn offen herumstehen zu lassen und dem Luftsauerstoff auszusetzen. Das Beste wäre, alles aufzubrauchen und jedes Mal frisch zu mahlen.

Bei Hildegard von Bingen gibt es eine besondere Art des Fastens, **das Hildegard Fasten**. Dabei wird Dinkel ausgekocht und zehn Tage lang nur die Wassersuppe getrunken. Die ausgekochten Getreidekörner werden aufgehoben und beim Aufbau zur festen Nahrung wiederverwertet. In der **Krankenküche** wird Dinkel heute noch erfolgreich eingesetzt: als Suppeneinlage, als Grießschnitte, als Mehlspeise oder Pfannkuchen. Immer mehr Bäcker bieten Dinkelbrot an, es sollte aber nicht aus Fertigmischungen stammen! Eine Scheibe Brot aus diesem bekömmlichen Getreide am Morgen oder Abend wird als kleiner Säureüberschuss kaum bei sonst basischer Kost schaden. Getreide, das vollständige Getreide, ist lange nicht so säureüberschüssig wie tierisches Eiweiß. Der Heilpraktiker Jörgensen glaubt sogar, dass Brot sehr gut zum Entsäuern geeignet sei, wobei ich diese Ansicht aus eigener Erfahrung nicht teilen kann. Mich verschleimt Getreide, das merke ich beim Singen. Auch gehöre ich zu den so genannten **„Brotgichtlern"**, welche bei starkem Brotverzehr unter Gichtanfällen, dem Auskristallisieren von Harnsäurekristallen im Großzehen-Grundgelenk leiden, weshalb ich selten Brot esse.

Der vorzeitig, noch grün geerntete Dinkel wird **Grünkern** genannt. Er wird sofort nach der Ernte im Juli auf Darren geröstet, was ihm seinen typischen Geschmack gibt. Grünkern ist in der Naturküche immer beliebter, vor allem wegen seines nussigen Geschmacks. Er eignet sich gut für Suppeneinlagen, Bratlinge, pikante Getreidegerichte und Gemüseaufläufe. Lassen Sie aber auch beim Dinkel den Getreideanteil gegenüber dem Gemüseanteil recht klein, etwa 1 Portion Getreide zu 4 Portionen Gemüse! Es ist gut, Grünkern über Nacht einzuweichen, 1 Tasse Grünkern auf 2 Tassen Wasser. Trotz des Einweichens hat er noch eine relativ lange Garzeit. Einfacher ist es, den Grünkern zu mahlen und dann das Mehl weiter zu verarbeiten.

Kamut (0 +- A +- B – AB -)

Ähnlich wie Dinkel spricht die alte Weizensorte Kamut kaum auf Kunstdünger und Pestizide an. Es soll aus den Gräbern der Pharaonen über Canada den Weg in die moderne Zeit gefundenen haben. Kamut wird bevorzugt in Nordamerika angebaut, soll trotz seines Glutengehaltes weniger zu Unverträglichkeiten und Allergien führen und wird in der Bioküche geschätzt. Seine Körner sind größer und enthalten 20 - 40% mehr Eiweiß, Fette, Vitamine und Mineralstoffe als Weizen.

Roggen (0 +- A + B – AB +)

Der **Roggen**, neben Weizen das bei uns wichtigste Brotgetreide, ist zwar auch arm an Lysin wie der Weizen, aber reich an Glutaminsäure, wichtig für die Darmschleimhaut. Roggen ist den meisten von uns nur als Brotmehl bekannt Er hat weniger verwertbares Klebereiweiß, weshalb seine Backeigenschaften nicht ganz so ideal sind wie beim Weizen. Am besten wird ein Roggenbrot entweder unter Zusatz von Weizen gebacken oder unter Zusatz von **Sauerteig**, den man früher beim Bäcker noch kaufen konnte, aber auch selbst herstellen kann. **Im sauren Milieu beim Sauerteig bleibt vor allem das Vitamin B 1, das Nervenvitamin, besser erhalten.**

Wenn Sie Brot backen, achten Sie darauf, es nicht zu stark der Hitze auszusetzen. Schon früher war es üblich, beim Backen ein Schälchen mit Wasser in den Ofen zu stellen. Immer öfter lassen sich durch aufwändige technische Verfahren unangenehme Veränderungen, durch Hitze entstehende Schadstoffe feststellen wie in neuerer Zeit das **Acrylamid**. Es steht im Verdacht, Krebs auszulösen und ist besonders in stärkehaltigen Nahrungsmitteln enthalten, die stark erhitzt waren und wenig Wasser enthalten wie beispielsweise dunkle Brotrinde oder Kekse, Kartoffelchips oder Knäckebrot.

Achten Sie darauf, dass dem **gekauften Roggenbrot** kein Zucker in Form von **Malz** zugesetzt ist, um es dunkel zu färben oder zu konservieren. Das täuscht Gesundheit vor, führt aber zu Unverträglichkeit und Blähungen! Oft steht auf der Verpackung deklariert „ohne künstliche Konservierungsmittel", was auch stimmt, weil Malz, ein Zucker, ein natürliches Konservierungsmittel ist! Aber im Brot und natürlich auch auf dem Brot sollten wir Süßes vermeiden.

Roggen ist nach Mais das Vitamin-A-reichste Getreide und auch die anderen Inhaltsstoffe wie Zink, Jod, Kupfer, Mangan, Kalium und Eisen können sich sehen lassen. Roggen ist sehr ballaststoffreich und fördert daher die Verdauung. Zusammen mit der **Sauerteiggärung** wirkt er im Darm bakterientötend und sorgt für eine gute Darmflora. Für süße Müslis ist der Roggen wenig geeignet. Ich persönlich habe früher gerne ein **herzhaftes Müsli** gegessen aus gemahlenem Roggen mit Wasser, Senf, saurer Sahne, Gewürzen und pikanten Gemüsen. Das fand auch in meinen Ernährungskursen bei den Teilnehmern Anklang. Dass Roggen sich auch gut zum Keimen eignet und die Keimlinge Salaten einen guten Geschmack geben, ist wenig bekannt. Probieren Sie es einmal.

Im ungereinigten Roggen findet man gelegentlich **Mutterkorn**, ein längliches, schwarzes Korn, das in höherer Dosierung giftig ist. In früheren Zeiten wurde das Mutterkorn in der Frauenheilkunde eingesetzt, u.a. auch bei Abtreibungen.

Gerste   (0 +- A +- B – AB +-)

Die **Gerste** hat zwar auch Klebereiweiß (Gluten), aber nicht in dem Maße wie Weizen oder Roggen. Daher ist sie für manche verträglicher und wurde in früheren Jahren als Schleimsuppe oft bei Magen- und Darmerkrankungen eingesetzt. Sie ist reich an Kieselsäure, Kalium, Kalzium und Phosphor, was heilsam ist bei Bindegewebsschwäche, Krampfadern und Gelenkserkrankungen. Da beim Entfernen der Spelzen häufig auch der Keimling versehentlich mit entfernt wird, ist die Gerste meist nur als **Rollgerste oder Graupen** bekannt. Neuere Züchtungen, die ein Entspelzen überflüssig machen, sind die **Sprießkorn- oder Nacktgerste**.

Ich erinnere mich noch gut an die Schulspeisung nach dem zweiten Weltkrieg. Damals war Graupensuppe ein beliebtes und wahrscheinlich auch billiges Nahrungsmittel. Heute ist sie so selten geworden, dass man sie schon wieder nur in Feinschmeckerlokalen suchen muss. Bekannt ist die „Bündner Graupensuppe", eine Spezialität in der Schweiz, siehe Rezeptteil.

Bei den Bierbrauern ist die Gerste sehr geschätzt, beim **Öko-Bier** wird allerdings besonders darauf geachtet, dass der Eiweißgehalt der Gerste für ein Qualitätsbier nicht zu hoch ist, sonst gelingt das Bier nicht. Bekannt ist auch die Verwendung der Gerste beim Getreidekaffee, dem **Malzkaffee** (Muckefuck), einer Alternative zum Bohnenkaffee.

Hafer   (0 – A +- B + AB +)

Der **Hafer** ist das eiweißreichste Getreide, das in unseren Breitengraden angebaut wird. Nicht umsonst sagt man: „Ihn sticht der Hafer", was heißt, der Mensch ist aktiv, übermütig. Hafer hat eine anregende Wirkung, ist gleichzeitig sehr magenfreundlich. Wer kennt nicht die Haferschleimsuppe bei verdorbenem Magen. Der Hafer ist zwar ein Getreide, seine Körner sind aber in Rispen, nicht in Ähren angeordnet. Auch ist Hafer, obwohl er Gluten enthält, **verträglicher als andere glutenhaltige Getreidesorten.**

Bei Kindern beliebt sind **Haferflocken. Optimal wäre es, sie selbst herzustellen.** Es gibt eigens dafür entwickelte **Haferflockenquetschen.** Die eigene Produktion ist vorteilhaft, weil hierbei einmal das ganze Korn verwendet wird, und zum anderen auch der Keimling in seiner Gänze und in seiner biologischen Wertigkeit erhalten bleibt. Bei gelagerten Haferflocken muss der **Oxydationsprozess**, das Ranzigwerden des Keimlings, gestoppt werden. Das kann entweder durch Wärmebehandlung nach dem Quetschen oder durch Darren des Kornes vor dem Quetschen geschehen. Beide Arten zerstören wertvolle Vitalstoffe und denaturieren den Hafer. Hafer kann schlecht entspelzt werden kann. Deswegen wurde der **Nackthafer** gezüchtet, bei dem die Spelzen beim Dreschen leichter abfallen und den Keimling nicht verletzen.

In Amerika hat man die Vorteile des Hafers erkannt und empfiehlt Haferplätzchen bei Fettsucht oder erhöhtem Cholesterinspiegel, Krankheiten, die auch bei uns immer mehr zunehmen. Mit Haferflocken am Morgen sind Jung und Alt bestens versorgt, Gehirn, Nerven und Muskeln werden mit hochwertigen Nährstoffen aktiviert und schaffen eine gute Basis für den Tag. **Wenn genügend körperliche Bewegung und körperliche Arbeit dazu kommen, besteht auch keine Gefahr der Übersäuerung!** Dann werden die Kohlenhydrate zur Energiegewinnung benötigt, sie werden im **Citratzyklus** (L.M. Jacob nennt ihn die „Kreissäge" im Stoffwechselgeschehen) bis zu Wasser (H_2O) und Kohlendioxid (CO_2) abgebaut und abgeatmet oder ausgeschwitzt.

Buchweizen   (0 +- A + B – AB -)

Der **Buchweizen** ist keine Getreideart, sondern ein Knöterichgewächs, wird aber wie Getreide verarbeitet. Es wird wie Amarant und Quinoa gerne als Pseudogetreide bezeichnet, da sie alle drei kein Gluten enthalten. Die Früchte des Buchweizens erinnern an Bucheckern, was Einfluss auf seinen Namen hatte. Er wird auch als Heidekorn oder Türkischer Weizen bezeichnet. Buchweizen ist sehr **reich an Lysin**, einer essentiellen Aminosäure, die der Organismus nicht selber herstellen kann, die von außen zugeführt werden muss. Lysin ist gut für die Immunabwehr.

Der Buchweizen ist **reich an Tryptophan**, das für einen gesunden tiefen Schlaf sorgt. Auch ist er **reich an Rutin**, das beim Zellstoffwechsel förderlich ist und die Kapillarwände vor Brüchigkeit und Durchlässigkeit schützt, vor allem bei Krampfadern und Arteriosklerose. Er war 1999 wegen seiner vielen guten Inhaltsstoffe Arzneipflanze des Jahres. In Osteuropa gehört die Buchweizengrütze, **die Kascha**, zum täglichen Leben wie der Reis in China. Pfannkuchen aus Buchweizen (Russisch „Blinis") zu Kaviar mit Sauerrahm sind eine Delikatesse und können auch hierzulande ohne Kaviar eine willkommene Abwechslung sein.

Quinoa   (0 +- A +- B +- AB +-) und
Amarant (0 – A + B – AB +-)
sind erst seit wenigen Jahren bei uns bekannt. Amarant, ein Fuchsschwanzgewächs, gehörte schon vor gut 3000 Jahren zur Ernährung der Inkas und Azteken. Quinoa, ebenfalls kein Getreide, sondern eine Reismelde, ist weitere 2000 Jahre älter. Beide wachsen in Hochebenen, in denen kein Getreideanbau mehr möglich ist. Sie haben ein biologisch hochwertiges Eiweiß und kein Klebereiweiß. Sie sind eine gute Alternative bei Glutenunverträglichkeit und lassen sich auch gut als kleine Beigaben in Broten mitverarbeiten. **Quinoa ist reich an Lysin**, das im Weizen nur gering vorhanden ist, Magnesium und Eisen. Quinoa kann gekeimt oder wie Reis als Beilage weiter verarbeitet werden, benötigt aber **mehr Wasser zum Aufquellen**, etwa das 2 ½ fache. In der Schale von Quinoa gibt es Saponine, welche für die Darmschleimhaut gefährlich werden können, besonders bei Kleinkindern. Es ist empfehlenswert, auch beim geschälten Quinoa, diesen vor der Verarbeitung erst gründlich abzuwaschen.

Bei Amarant und **Quinoa** sind auch die kleinen grünen Blätter essbar, sie werden als **Gemüse und Küchenkräuter** in ihren Heimatländern eingesetzt. Bei uns gibt es erst seit wenigen Jahren **Amarantbrot** (meist mit Weizen vermischt) zu kaufen, bekannter sind die **aufgepufften Amarantkörner**, die u.a. in nicht vollwertigen Müslis zu finden sind.

Da **Amarant das eiweiß-reichste Getreide** ist, findet es bei Vegetariern immer mehr Gefallen. Es hat blutbildendes Eisen, weshalb es besonders für Schwangere und Kinder als wertvolle Mahlzeit angebracht ist. Es ist reich an Kalium, Kalzium, Phosphor, Magnesium, und es werden ihm sogar antivirelle Wirkungen nachgesagt, u.a. bei Herpes. Es hat einen nussigen Geschmack und ist sehr selenhaltig. Selen ist ein wichtiges Antioxydanz. Der hohe Gehalt an ungesättigten Fettsäuren macht Amarant zu einem beliebten Nahrungsmittel in der biologischen Vollwerternährung.

Hirse (0 +- A +- B + AB +)

Von der **Hirse** sagen viele, dass sie basisch sei. Das mag damit zusammen hängen, dass Hirse zwar eine Getreideart ist, aber **glutenfrei**. Hirse wird überall auf der Welt angebaut, vor allem auch deswegen, weil sie längere Trockenzeiten übersteht. Den meisten bei uns ist Hirse nur als Zusatz beim Vogelfutter bekannt. Die kleinen gelben Körnchen sind aber die **besten Eisenlieferanten** unter den Getreidearten. Eisen hilft bei der Sauerstoff-verwertung, bei der Energiegewinnung und bei der Zellteilung Der **Fluorgehalt der Hirse ist gut für die Zähne, ihre Kieselsäureanteil trägt bei zur Schönheit von Haut und Haaren, kräftigen Fingernägeln und straffem Bindegewebe.**
Da die Hirse meist entspelst angeboten wird, ist sie nicht lange lagerfähig, sie wird schnell ranzig und bitter. Neue Züchtungen erzeugen, ähnlich wie bei Gerste und Hafer, spelzfreie Arten.

Der Hirsebrei kommt in vielen Märchen als nie versiegender Brei vor, vielleicht auch weil sich die Hirse beim Kochen verdoppelt und stark aufquillt. Die Hirse lässt sich ohne Einweichen mit der doppelten Wassermenge zu einem reisartigen Brei kochen. Sie braucht nicht gemahlen zu werden, sollte aber vor der Verarbeitung abgespült werden. Sie lässt sich gut sowohl für süße, wie auch für pikante Gerichte verwenden, siehe Rezeptteil.

Teff, auch Zwerghirse genannt, ist eine besondere Hirseart, welche ursprünglich in Äthiopien angebaut wurde und dort ein Nationalgericht ist. Nachdem bei uns immer mehr Menschen kein Gluten vertragen, werden in den Reformhäusern und Bioläden immer häufiger neue glutenfreie Getreide angeboten.

Ebenfalls neu auf dem Markt ist die **Braunhirse.** Sie wird in ungeschältem Zustand angeboten und da die dunklen Pigmente in der Schale sind, wird sie Braunhirse genannt. Die Meinungen zur Braunhirse sind widersprüchlich. Die einen schwören auf ihren hohen Kieselsäuregehalt und die daraus resultierende positive Wirkung auf das Bindegewebe wie Knochen, Gelenke, Haut,

Haare, Zähne oder Nägel. Die anderen, so auch in einem Artikel der „Unabhängigen Gesundheitsberater" (04/2005) warnen vor dem unkontrollierten Verzehr vor allem vor roher Braunhirse.

Wie bei allen Getreidesorten so stecken besonders in den Schalen gewisse Stoffe, welche die Aufnahme von Mineralstoffen hemmen können, beispielsweise die **Phytinsäure**. Beim unerhitzten Müsli sollte das Getreide auch über längere Zeit (über Nacht) **eingeweicht** sein, damit die Hemmstoffe abgebaut werden. Auch ein **Koch- oder Backprozess** (besonders bei Sauerteig) vermindert die schädliche Wirkung. Ebenso werden beim **Keimen** derartige sekundäre Pflanzenstoffe reduziert, beherbergen sie doch meistens die Energie, welche der Keimling zum Entwickeln einer neuen Pflanze benötigt. Bei der geschälten gelben Hirse sind diese Stoffe mit dem Schälen weitgehend entfernt. Von daher wird diese Hirse als bekömmlicher angesehen.

Reis   (0 +- A + B + AB +)

Ich halte sehr viel von einer Ernährung mit **Reis**, was der asiatischen Ernährungsweise nachempfunden ist. Die Hälfte der Weltbevölkerung lebt von Reis. Vor rund 5000 Jahren wurde Reis bereits in Asien angebaut. Über Indien und Persien gelangte er nach Nordafrika, von dort durch die Mauren nach Spanien und Portugal, 400 Jahre später nach Italien.

Es gibt etwa 8000 verschiedene Reissorten, wobei bei uns nur wenige bekannt oder zu kaufen sind. Wir unterscheiden zwischen dem **Trockenreis**, der auch in Höhen bis 2000 m wächst, und dem **Nass- oder Sumpfreis**, der neben Wärme und Feuchtigkeit enorm viel Wasser benötigt. Für die Erzeugung von 1 kg Nassreis braucht man zwischen 3 000 und 10 000 l Wasser in der Reifezeit von 100 - 250 Tagen. Die Reispflanzen müssen jedes Jahr neu gepflanzt werden, aus ihnen bilden sich bis zu 1,80 m große Pflanzen. In ihren bis zu 50 cm langen Rispen entwickeln sich die

Reiskörner. In den 20 – 50 Rispen pro Halm können sich bis zu 200 Reiskörnchen bilden! Die Rispen werden gedroschen und die Strohhülsen mit den Körnern heißluftbehandelt, um sie vor Käfer- und Pilzbefall zu schützen. Dann erfolgt eine mechanische Entspelzung, ähnlich wie bei Hafer, Gerste, Hirse und Dinkel. Anschließend wird gereinigt und sortiert.

Dabei ergeben sich Korntypen wie der **Langkornreis** von mehr als 6 mm Länge, der nach dem Kochen körnig und trocken bleibt, der **Mittelkornreis**, der kurz und dick ist und beim Kochen viel Wasser aufnimmt, und der **Rundkornreis**, der maximal 2 mal so lang wie dick ist und einen Teil seiner Stärke beim Kochen ins Wasser abgibt, es milchig macht, was manche wegen seiner „Klebrigkeit" schätzen.

Der wesentlichste Unterschied beim Reis ist aber die Weiterverarbeitung nach der Ernte, ob er geschält ist, von der Kleie befreit, ob Silberhäutchen und Keimling abgetrennt sind oder nicht. Gerade diese Bestandteile sind äußerst wichtig, reich an Vitaminen, Mineralstoffen, Fett, Eiweiß und Ballaststoffen. Am wichtigsten ist hierbei das Vitamin B 1, ein Muskel- und Nervenvitamin, dessen Fehlen zu der gefürchteten **Beriberi-Krankheit** führt. Vitamin B ist wasserlöslich, weshalb Reis nie mit zuviel Wasser gekocht werden sollte, bzw. dieses Wasser nicht weggeschüttet werden darf. Wie bei anderen Getreidearten auch, ist der geschälte und behandelte Reis aber lagerstabiler, er oxydiert nicht und wird nicht ranzig. Auch scheint er bei einer vorliegenden Verdauungsschwäche besser verträglich zu sein.

Wählen Sie vollwertigen **Naturreis**, er braucht zwar länger, um weich zu werden, ist aber viel gesünder. Überhaupt ist Reis, weil glutenfrei, sehr gesund und sollte mindestens einmal die Woche auf den Tisch kommen. **Basmatireis** ist besonders wertvoll und dementsprechend teuer, da er während des Wachstums zur Kräftigung der Wurzel von Hand umgepflanzt werden muss. Weil er beim Kochen ein zart duftendes Aroma entwickelt, wie auch sein Name sagt, wird er gern für orientalische Gerichte genommen, verfeinert mit Curry, Safran und Ingwer. Die Italiener schätzen den **Arborio-Reis**, einen polierten Langkornreis. Er eignet sich aufgrund seiner leicht löslichen Stärketeilchen gut für Süßspeisen und für das beliebte Risotto.

Wildreis ist im strengen Sinne kein Reis, sondern ein wild wachsendes „Wassergras", Zizania aqua. Aufgrund seiner Herkunft wird er auch Indianerkorn genannt. Er kommt aus Nordamerika und wächst nur an absolut sauberen Gewässern in Kanada oder Nordamerika. Nach dem Ernten wird er gedarrt, wodurch er die dunkle Färbung und seinen typischen Geschmack bekommt. Durch das Darren wird aber die Garzeit deutlich verlängert. Zu unterscheiden davon ist der **Schwarze Reis**, der auf Thailand wächst. Er ist ein Naturreis, der beim Kochen seine Farbe abgibt und das Wasser tiefrot färbt. Innen ist er weiß, ähnlich dem schwarzen Rettich.

Jasminreis hat zwar nicht ganz so den intensiven Duft wie ein blühender Jasminstrauch, aber er duftet angenehm. **Roter Reis** ist eine spontane Kreuzung aus Wildreis und Kulturreis, eine „Laune der Natur". Die Färbung entsteht aufgrund der Mineralstoffe im Boden, meistens vom Ton. Wir finden roten Reis auch in Frankreich und Italien. Innen ist der rote Reis weiß, seine Farbe kann beim Kochen ins Kochwasser übergehen. Beim **Reiskochen** (Ähnliches gilt für die Getreidearten!) sollten Reis und Wasser **zuerst ohne Salz** gekocht werden, um die Garzeit zu verkürzen. Sehr gut schmeckt und erfreut das Auge eine Mischung aus weißem und rotem Reis, vermischt mit einigen Körnern Wildreis.

Glasnudeln sind durchsichtig wie Glas, deshalb der Name. Sie können „**Spaghetti aus Reis**" sein, die eine relativ lange Kochzeit haben, was man den dünnen Nudeln gar nicht zutrauen würde. Glasnudeln aus Reis finden wir vor allem in der Thailändischen Küche oder in thailändischen Geschäften. In Geschäften, welche koreanische Glasnudeln anbieten, gibt es die Glasnudeln aus **Süßkartoffeln**. Süßkartoffeln werden auch in

Portugal sehr viel angebaut und gegessen, darauf werde ich im Zusammenhang mit den Kartoffeln eingehen.

In chinesischen Geschäften sind die dort angebotenen Glasnudeln aus **Mungobohnenstärke**. Die Mungobohnen gehören zu den Hülsenfrüchten, ihre Sprossen sind in Deutschland fälschlicherweise als „**Sojasprossen**" bekannt.

Je nach Ausgangssubstanz haben die Glasnudeln unterschiedliche Kochzeiten, manchmal sogar nur Einweichzeiten, bis sie weiter verwendet werden können. Ich mag am liebsten die Glasnudeln aus Mungobohnen und verwende sie gerne als Beilage zu Gemüse oder in einer Suppe.

Mais (0 – A +- B – AB -)

Weiterhin gehört zu den von Allergikern gut vertragenen Lebensmitteln der **Mais, der eigentlich ein Gemüse ist und in die nächste Gruppe gehört.** Er ist ebenfalls **glutenfrei** und eine mögliche Alternative für Getreide-Allergiker. Die intensive Maisanpflanzung in Deutschland wird leider weitgehend zur Viehfütterung verwendet oder zur industriellen Weiterverarbeitung in Speisestärke, Malzzucker, Öl, Cornflakes oder Popcorn.

Für die **Ureinwohner Südamerikas**, die Inkas, gehört der Mais auch heute noch zu den **Grundnahrungsmitteln**. Mais in der Kombination mit roten Bohnen ist eines der eiweißreichsten Gerichte, da beide sich wunderbar ergänzen und uns mit den notwendigen Aminosäuren versorgen, die zum Aufbau von Körpereiweiß benötigt werden. Mais ist auch als Salat empfehlenswert. Während in Italien **Polenta** zu den Nationalgerichten gehört, ist bei uns höchstens der **Zucker- oder Gemüse-mais** bekannt. Nach dem Krieg gab es als Brot auch schon mal Maisbrot zu kaufen, was aber sehr krümelte. In Portugal ist noch heute ein Maisbrot auf dem Markt und wird auch viel gekauft, allerdings hat es einen relativ hohen Weizenmehlanteil.

Viel Widerstand hat in Süddeutschland der Anbau von **antibiotika-resistentem Mais** ausgelöst. Wir haben eben doch tief in uns die natürliche Furcht vor zu großen Veränderungen, vor allem vor Genmanipulationen. Aber auch Ärzte warnen vor diesem genveränderten Mais, da die Antibiotika-Resistenz sich nicht nur auf den Mais bezieht, sondern eine Übertragung auf Menschen offensichtlich nicht auszuschließen ist. Das bedeutet, dass **in manchen Fällen die notwendige Gabe von Antibiotika im Krankheitsfall wirkungslos bleibt.** Das wurde bereits bei Personen festgestellt, die Schweinefleisch von Tieren gegessen hatten, die mit Antibiotika behandelt worden waren. Es wird intensiv an neuen Antibiotika-Medikamenten geforscht und gearbeitet. Aber es wird nicht lange dauern, bis auch diese bei Menschen, die Fleisch essen, zu einer Resistenz führen.

Dass sich **eine unbeabsichtigte Verwendung von genmanipuliertem Mais** nicht immer vermeiden lässt, zeigt die Analyse von Waren in der Zeitschrift Öko-Test. Dabei wurde sogar in Bioprodukten gentechnisch veränderter Mais gefunden, was für die Branche ein herber Schlag war. Es zeigt aber nur, wie schwierig es heute ist, vom Saatgut über den Anbau bis hin zu den Verarbeitungsmethoden eine ausreichende, **lückenlose Kontrolle** zu haben.

Während im biologischen Anbau in solchen Fällen aber sofort Konsequenzen gezogen werden, ist das in der normalen Landwirtschaft leider nicht immer der Fall. Ein typisches Beispiel dafür ist, wie lange bereits vor BSE gewarnt worden war, wie lange BSE in Großbritannien bekannt war und mit welcher Überheblichkeit noch kurz vor dem Ausbruch der Krankheit in Deutschland sich Verbandsfunktionäre vor die Presse gestellt haben und verbrauchertäuschende Versicherungen abgegeben haben über die Unschädlichkeit vom Verzehr von Rindfleisch.

Ein großer Erfolg ist das **Anbauverbot von genverändertem Mais MON 810 in Deutschland seit April 2009.** Auch wenn sofort beteuert wird, dass dies kein generelles Verbot von genmanipuliertem Saatgut darstellt, ist dies doch ein wichtiger Schritt in Richtung Erhaltung von ursprünglichem, herkömmlichem Saatgut und Erhalt eines ökologischen Gleichgewichtes. Noch nicht bewiesen, aber ernsthaft diskutiert wurden mögliche Gefahren für Bienen, Maikäfer und Organismen in Gewässern.

Eine weitere Problematik stellt die Zunahme von **Hybrid-Saatgut** dar, ein Saatgut, das nicht mehr vermehrungsfähig ist, sodass jedes Jahr neues gekauft werden muss!

Erdmandel – Chufa

Bei der Erdmandel bin ich mir nicht sicher, ob sie, obwohl ein Grasgewächs und somit ähnlich dem Reis oder der Hirse, zu den Getreidesorten zu zählen ist. Bei ihr werden nämlich die im Boden liegenden **Verdickungen der Wurzeln** gegessen, die in Frankreich als **„Amandes de terre"**, eben als Erdmandel bezeichnet werden. Sie schmecken auch mandelähnlich und könnten in Backrezepten anstelle von Mandeln Verwendung finden. Die Araber hatten die Pflanze nach Spanien gebracht, wo sie als **„Chufa"** auch heute noch angebaut und besonders in der Region Valencia als Erdmandelmilch geschätzt wird. Die Wurzelknollen werden gleich nach der Ernte in aufwändigen Verfahren über Monate getrocknet und sollen viel Fett, besonders ungesättigte Fettsäuren, Stärke und viele Mineralstoffe enthalten.

In Deutschland wird die Erdmandel geschätzt, weil sie ein leicht verwertbares Eiweiß enthält, was sogar zur Babynahrung in Notzeiten verwendet wurde. Sie enthält durch die Fette das zellschützende Vitamin E, das gefäßschützende Vitamin P und das stoffwechselanregende Vitamin H. Besonders wichtig ist aber ihre Quellfähigkeit, ihr Ballaststoffanteil, der sich äußerst positiv auf die Darmfunktion auswirkt, sofern genügend getrunken wird! 30 g Erdmandel pro Tag sollen ausreichen, um den Körper mit allen Notwendigen zu versorgen.

Fassen wir zusammen:

- Getreide gehören zu den komplexen Kohlenhydraten.

- Komplexe Kohlenhydrate sind vorteilhaft für die Verdauung und für ein lang anhaltendes Sättigungsgefühl.

- Ohne Getreide können und sollten wir uns nicht ernähren. Es gibt keine Kultur auf Erden, die ohne den Verzehr von Getreide lebt, ausgenommen vielleicht die Eskimos.

- Wir sollten darauf achten, Getreide in seiner ursprünglichen natürlichen Art zu belassen, nicht zu denaturieren, damit es nicht übermäßig sauer macht.

- Getreide sollte beim Verzehr ausreichend mit basischem Gemüse, weniger mit Süßem ergänzt werden.

- Morgens Getreide in Form von Müsli, mittags Getreide in Form von Bratlingen und abends Getreide als Vollkornbrot ist zu viel des Guten und stark säureüberschüssig!

- Da es sich bei der Verstoffwechselung der kohlenhydratreichen und eiweißarmen Getreide um flüchtige Säuren handelt, sind diese bei ausreichender körperlicher Betätigung und Bewegung an frischer Luft von einem einigermaßen gesunden Stoffwechsel gut abbaubar im Gegensatz zu den Säuren aus dem tierischen Eiweiß.

- Dies trifft auch auf die Verstoffwechselung von natürlichen Fetten zu. Deswegen können wir natürliche Fette und naturbelassene Getreide zu den schwach säureüberschüssigen Lebensmitteln rechnen, auf die wir auf Dauer keinesfalls verzichten dürfen.

F. Basenüberschüssige Lebensmittel

Zur Familie der kohlenhydratreichen Lebensmittel gehören neben den Getreiden und Zuckerarten auch Früchte, Gemüse, Kräuter und Gewürze, Keime und Sprossen sowie Pilze. Allerdings sind hierbei die Kohlenhydrate viel leichter zu verdauen als beim Getreide, weshalb auch die Sättigung nicht so lange anhält. Heute wird viel mehr als früher auf den notwendigen Obst- und Gemüseverzehr hingewiesen. **5 kleine Portionen pro Tag**, insgesamt mindestens 250 Gramm, gelten als empfehlenswert.

Das gilt nicht nur wegen der **essentiellen Nährstoffe** wie den Vitaminen, Mineralstoffen oder Spurenelementen, sondern immer mehr wegen weiterer wertvoller Nährstoffe, die erst nach und nach bekannt und geschätzt wurden. Zu nennen sind da vor allem die sekundären Pflanzenstoffe wie **Chlorophyll** oder **Flavonoide** oder die **bioaktiven Inhaltsstoffe,** die wichtig zur Vorbeugung von Krankheiten sind wie beispielsweise **Radikalenfänger, Faserstoffe** oder **ätherische Öle**.

Die Faserstoffe, auch oft Ballaststoffe genannt, sind alles andere als ein Ballast, also etwas, auf das wir verzichten könnten, im Gegenteil. Ohne die Wirkung dieser Kohlenhydratanteile, die im Dünndarm nicht aufgeschlossen werden können, dafür aber im Dickdarm umso notwendiger sind, würde bei vielen die Sättigung nicht einsetzen und die Verdauung nicht funktionieren: die Mikroorganismen im Darm nicht im Gleichgewicht bleiben, die Darmperistaltik nur unzureichend angeregt werden und das Stuhlvolumen zu klein und damit zu lange im Darm verweilen.

Die basischen Lebensmittel sind reich an verdaulichen, weil wasserlöslich, und unverdaulichen Faserstoffen wie **Zellulose oder Pektin**. Manchen ist auch das aus Algen gewonnene Agar als Verdickungsmittel bekannt oder das aus Johannisbrotkernmehl gewonnenen Carubin, das hier in Portugal sehr geläufig ist, ebenso wie das Fruchtfleisch Carob, das wie Kakao schmeckt.

Die **bioaktiven Substanzen** sind mannigfaltig wie

- das tumorhemmende **Chlorophyll**, das Blattgrün der Pflanzen, das unserem Blut ähnlich ist und Lichtenergie in chemische Energie bei den Pflanzen umwandelt, vielleicht auch bei uns?

- die krebshemmenden **Flavonoide**, früher als Vitamin P, heute oft auch als Anthozyanine bezeichnet, die in den **Randschichten der Lebensmittel (Äpfel, Weintrauben, Kirschen, Tomaten)** und auch in der weißen Haut von **Orangen und Grapefruits** vorkommen. Im Herbst ist ihr Anteil um ein Vielfaches angestiegen, sie scheinen offensichtlich die Wirkung von Vitamin C zu unterstützen und finden sich in vielen Vitamin–C-reichen Pflanzen wie **Brokkoli oder Zwiebeln**, aber auch im **Schwarzen und Grünen Tee sowie in Kakao und Schokolade,** sie neutralisieren freie Radikale, tragen zur Blutdruckregulierung bei, verringern die Bildung von Blutgerinnseln, regulieren Blutzucker und Blutdruck.

- die Cholesterin senkenden schwefelhaltigen **Glukosinolate wie im Rettich, Radieschen, Kresse oder Kohl (Sauerkraut).** Sie verhindern die Entwicklung und Ausbreitung von Keimen und sollen die Krebsentwicklung hemmen. Sie sind hitzeempfindlich.

- die **Carotinoide**, welche nicht nur als **Radikalenfänger**, sondern auch als **Stimulatoren für die Immunabwehr** eine immer größere Rolle spielen, sie sind **gelb oder rot** und gelten als Vorstufe von Vitamin A, sind relativ hitze-unempfindlich und wirken mit bei der Energiegewinnung. Sie kommen u.a. in **Aprikosen, Karotten, Kohl, Kopfsalat, Kürbis, Mais, Rosenkohl, Spinat, Süßkartoffeln und Tomaten** vor.

Unter Radikalenfängern, den Antioxidantien, werden nicht nur die Carotinoide, **sondern vor allem auch die Vitamine A, E und C und das Selen verstanden.** Freie Radikale sind Atome oder Moleküle, die ein Defizit haben und „radikal" werden. Sie entreißen anderen Molekülen einzelne Elektronen, was zu einer

Kettenreaktion führen kann. Diese chemische Reaktion läuft ständig in unserem Körper ab, wird aber verstärkt durch Sonneneinstrahlung (auch andere Strahlungen?), Stress, Rauchen oder Infektionen. Da heißt es, mit Antioxidantien gegenzusteuern.

- die **Phytinsäure**, welche in **Getreide und Hülsenfrüchten** vorkommt, hemmt weitgehend die Mineralstoffaufnahme, weshalb empfohlen wird, geschrotetes Getreide für ein Müsli länger einzuweichen. Auch beim Brotbacken ist eine längere Teigführung zu empfehlen, um die Säure abzubauen.

- die **Phytosterine**, auch pflanzliche Cholesterine genannt, die in **fettreichen Samen wie Sesam und Sonnenblumenkerne** vorkommen und das schädliche LDL im Cholesterin senken können.

- die **Phytoöstrogene**, könnte man als pflanzliche Östrogene bezeichnen, da sie eine ähnliche Wirkung erzeugen. Sie kommen u.a. in **Sojabohnen, Leinsamen, Vollkorngetreide** vor.

- die **Saponine**, Bitterstoffe, vor allem in **grünen Bohnen und Sojabohnen**, die ursprünglich wichtig für die Seifen(sapo-)herstellung waren. Ihnen wird eine cholesterinsenkende Wirkung nachgesagt.

- die **Sulfide**, schwefelhaltige hitzeempfindliche Inhaltsstoffe, die viren- und bakterienhemmend sind, das Herz- und Gefäßsystem schützen, die Blutgerinnung aktivieren und zusammen mit Vitamin C die Kapillarwände stärken, vor Entzündungen schützen und Krebs hemmen, u.a. in **Knoblauch, Lauch und Zwiebeln**.

- die **Milchsäure**, welche von Mikroorganismen aus einfachen Kohlenhydraten gebildet wird, wie beispielsweise in Sauermilchprodukten oder im Sauerkraut, kann als rechts- oder linksdrehende Milchsäure vorkommen. Die Rechtsdrehende soll für uns gesünder sein, da die Linksdrehende offensichtlich langsamer verstoffwechselt wird. Sie ist aber ebenfalls gesund. Die **fermentierten Lebensmittel** sind insgesamt sehr gesund und bekömmlich, sie sollen sogar in geringen Mengen **Vitamin B 12 liefern**, was insbesondere für Veganer wichtig ist, da sie auf jegliche Produkte tierischer Herkunft verzichten.

Diese **bioaktiven Pflanzenstoffe** sind meist sehr hitzeempfindlich, weshalb man Obst und Gemüse nach **Möglichkeit in Form von Rohkost oder nur gering erhitzt** zu sich nehmen sollte, um diese positiven Wirkungen zu nutzen.

Ähnlich empfindlich sind die **Vitamine**.
Ich begrüße es immer, wenn in Veröffentlichungen nicht nur die einzelnen Vitamine aufgezählt, sondern auch ihre natürlichen Lieferanten genannt sind. Vitamine sind für uns lebensnotwendig. Ihr Fehlen kann zu Störungen im Wachstum und in der Gesundheit führen. Am bekanntesten dürften die **Vitaminmangelkrankheiten** Skorbut - dabei fehlt Vitamin C - und die Beriberi-Krankheit sein, bei der durch Vitamin-B1-Mangel Störungen an Herz, Kreislauf und gravierende Schäden an Muskulatur und Nerven auftreten. Vitamine kann der menschliche Organismus nach derzeitigem Wissenstand nicht selber herstellen, wohl aber aus gewissen Vorstufen wie das Vitamin A aus Beta-Karotin oder das Vitamin D unter Einwirkung von Sonnenlicht.

Bei den Vitaminen unterscheiden wir die **fettlöslichen Vitamine A-D-E-K (wobei alle bis auf K im Körper gespeichert werden können) und die wasserlöslichen: Vitamine C und die Gruppe der B-Vitamine, die sich oft in ihrer Wirkung ergänzen.**

Die Vitamine haben fast alle noch weitere Namen, da deren Entdeckung und die differenzierte Forschung erst gute 100 Jahre alt ist und es bei ihrer Entdeckung anfangs nicht immer klar war, um welche Stoffe es sich handelt. Erst in letzter Zeit versucht man, die Bezeichnungen zu vereinheitlichen.

Die fettlöslichen Vitamine

Das Vitamin A (Retinol) kommt in **tierischen** Produkten wie Eigelb, Leber, Milch vor, das **Beta-Karotin**, aus dem der menschliche Organismus das Vitamin A bilden kann, dagegen in **pflanzlichen Produkten** wie allen **gelb-roten Obstsorten und Gemüsen** (Karotten, Paprika, Tomaten, Kürbis, Süßkartoffeln, Hagebutten, Orangen, Pfirsichen, Aprikosen), aber auch in **grünem Gemüse**. Da ein Fehlen von Vitamin A sich sehr nachteilig auf die Augen, Nerven, Haut, Schleimhaut, das **Hormon- und Immunsystem** sowie die **Zellentwicklung** auswirkt, muss auf eine ausreichende Versorgung geachtet werden. Eine Überversorgung ist ebenso schädlich, da die fettlöslichen Vitamine vom Körper gespeichert werden können, das kann aber nur bei tierischem oder künstlich hergestelltem Vitamin A vorkommen.

Vitamin D, Calciferol, ist ebenfalls speicherbar, weshalb es bei uns kaum zu Mangelerscheinungen kommt. Eigentlich ist es ein Sammelbegriff für verschiedene Stoffe und wird in einem engen Zusammenhang zum Cholesterin gesehen. Da Vitamin D die Verwertung von Calcium fördert und somit den Knochenaufbau, wurde in früheren Jahren in den Wintermonaten der Vitamin-D-haltige **Lebertran** als Prophylaxe für Rachitis gegeben, besonders, wenn nur wenig Sonnenschein zur Vitaminumwandlung zur Verfügung stand. So sollte auch heutzutage noch darauf geachtet werden, dass Kinder genügend im Freien spielen und nicht überwiegend vor dem PC oder Fernseher sitzen. Weitere natürliche Vorkommen von Calciferol sind **Eigelb, Butter und Milch, fettreiche Fische wie Lachs, Hering, Sardinen** oder das pflanzliche Ergocalciferol in Pilzen, Spinat oder Kohl.

Vitamin E, Tocopherol, wird als Antioxydanz sehr geschätzt – wie auch Vitamin C, Vitamin A und Selen - und kommt vor allem in **Getreide und Pflanzenölen** vor. Es schützt die Zellmembran und Zelle vor freien Radikalen. Ebenfalls in **Schwarzwurzeln, Fenchel, Paprika, Spargel, Nüssen, Samen, Süßkartoffeln, Avocados, Hafer** und vor allem **Sojabohnen** finden wir pflanzliche Lieferanten. Je mehr mehrfach ungesättigte Fettsäuren verzehrt werden, desto höher ist der Bedarf an Vitamin E, bzw. an Antioxidantien. Früher wurde es oft als Fruchtbarkeitsvitamin bezeichnet.

Das Vitamin K, Phyllochinon, das letzte der fettlöslichen Vitamine, verdankt seinen Namen seiner Entdeckung. Man stellte fest, dass die Substanz bei der Blutgerinnung, der **K**-oagulation eine wichtige Funktion hatte. Der Begriff Phyllochinon wiederum hängt mit dem griechischen Phyllos, das Blatt, zusammen. Deshalb finden wir dieses Vitamin auch vor allem im **grünen Gemüse, in Zwiebeln, Bohnen, Kohl, Erbsen, Karotten und Salaten**, weniger in tierischen Produkten. Es wird diskutiert, ob Vitamin K vom Körper selbst gebildet werden kann. Wichtig ist das Vitamin für die Gerinnungsfähigkeit des Blutes und die Knochengesundheit.

<u>Die wasserlöslichen Vitamine</u>

Bei den **B-Vitaminen** handelt es sich um eine ganze Gruppe von wasserlöslichen Vitaminen, die nicht im Organismus gespeichert werden können bis auf das Vitamin B 12. Als die Vitaminforschung noch in den Anfängen steckte, wurden die Vitamine teilweise nach dem Alphabet (A bis ...) bezeichnet, teilweise nach Ziffern benannt, Vitamin B 1 bis Vitamin B 12. Deswegen finden wir heutzutage verschiedene Bezeichnungen für ein und das selbe Vitamin.

Vitamin B 12, Cobalamin, soll weitgehend nur in tierischen Produkten zu finden sein, eventuell noch in Algen und Fermentiertem wie Miso, weshalb bei den Vegetariern, vor allem bei den Veganern, oft ein Mangel vermutet wird. B 12 kommt **in Fleisch (Leber), Fisch, Eiern und Milchprodukten** vor, wird aber nur aufgenommen, wenn im Magen der Intrinsic-Factor (Transport-Faktor) gebildet wird. Das Vitamin ist sehr lange im Organismus speicherbar. Es ist für die Zellteilung, die Bildung der roten Blutkörperchen und die Nervenfunktion mitverantwortlich. Bei einem Mangel treten u.a. Sensibilitätsstörungen auf.

Vitamin B 1, Thiamin, ist das bekannteste B-Vitamin, weil es als erstes entdeckt wurde. Sein Fehlen bewirkt die gefürchtete Beriberi-Krankheit. Es spielt eine wichtige Rolle beim Stoffwechselgeschehen, beim Citratzyclus, der Energiegewinnung aus der Nahrung. Ständiger Alkoholgenuss und hohe Schwefel-dioxydgaben (in Trockenfrüchten und Wein) wirken sich wie ein zu hoher Zucker- und Weißmehlkonsum in der Ernährung negativ aus und führen zu einem Vitamin-B1-Mangel. Dieser zeigt sich in Form von Nerven- und Muskelschäden, Konzentrationsmangel oder Depressionen. Thiamin kommt vor allem in **Vollkorngetreiden, Hülsenfrüchten, Hefe, Gemüse, Pilzen, Weizenkeimen, Kartoffeln und Sojabohnen** vor. Auch **fettes Schweinefleisch** ist ein guter Lieferant, womit ich mir manchen Heißhunger auf Speck und Schinken erkläre.

Vitamin B 2, Riboflavin, Lactoflavin, finden wir in **Gemüse wie Spargel, Brokkoli und Spinat, in Pilzen, Obst, aber auch in Fleisch, Fisch und Milchprodukten**. Es hat ebenfalls eine wichtige Funktion im Stoffwechselgeschehen und bei der Energiegewinnung. Sein Fehlen kann zu Sehstörungen, Haut- und Schleimhauterkrankungen führen.

Vitamin B 3, Niacin oder Nikotinsäure, ist an der Energiegewinnung und am Stoffwechselgeschehen beteiligt, sowie an der Regeneration der Haut, Nerven, Muskeln und DNA. Es fördert die Durchblutung. Ein Zuviel kann aber zu unangenehmen Hautrötungen und Kribbeln führen. Es fördert – leider – auch die Ablagerung von Harnsäurekristallen in den Gelenken. Dieses Vitamin scheint eine wichtige Rolle bei erhöhten Blutfettwerten und Cholesterin zu spielen. Es kommt in **Vollkornprodukten, Erbsen, Pilzen, Artischocken, Spargel, Kartoffeln, Hefe, Hülsenfrüchten, Erdnüssen, Datteln, aber auch in Eiern, Geflügel, Wild und Fisch** vor.

Das Vitamin B 5, die Pantothensäure, ist wichtig für die Verstoffwechselung von Fetten und Zucker und beteiligt am Aufbau von Hormonen, besonders den Sexualhormonen. Wie der Name sagt, ist sie in **praktisch allen (griechisch: pan) Nahrungsmitteln** enthalten. Eine Unterversorgung ist sehr selten.

Vitamin B 6, Pyridoxin, kommt im Vollkorngetreide, Obst und Gemüse wie grünen Bohnen, Linsen, Feldsalat, Kiwis, Avocados, Bananen, Kartoffeln, Mais, Hefe und Weißbier vor, auch in Milchprodukten, Eigelb, Fleisch und Sardinen. Es ist ein wichtiger Faktor bei der Verstoffwechselung von Eiweiß: je mehr Eiweiß wir essen, desto mehr Vitamin B 6 benötigen. Es hilft bei der Blutbildung, der Immunabwehr, dem Körperwachstum und bei Reise- und Nervenkrankheiten, Letzteres zusammen mit B 1 und B 12.

Vitamin B 7, Vitamin H, Biotin, ist ebenfalls an der Verstoffwechselung von Eiweiß sowie an der Synthese von Fett beteiligt. Der Name Vitamin H kommt daher, dass es als **Haut- und Haare-Vitamin** bekannt und geschätzt wurde. Auch am Aufbau der inneren Haut, der Darmschleimhaut, soll es sehr positiv wirken. **Sojabohnen, Spinat, Nüsse, Haferflocken, Pilze und Linsen, Leber und Eigelb liefern ausreichende Mengen.**

Vitamin B 9, Vitamin B 11 oder Folsäure, alles ist dasselbe und zeigt nur die in der Entwicklung befindliche Vitaminforschung und ihre Terminologie. Dieses Vitamin ist besonders in der **Schwangerschaft** wichtig, da es an der Erbsubstanzbildung (DNS) beteiligt ist. Fehlt Folsäure, so kann es zu Fehlgeburten oder auch zu Missbildungen im Kieferbereich oder/und Spina bifida (offenem Rücken) kommen. Deshalb wird in Amerika das

Mehl mit Folsäure angereichert, und auch in Deutschland sind derartige Bestrebungen im Gange. **Folsäure findet man besonders in dunklem Grüngemüse wie Spinat, Brokkoli, Grünkohl, anderen Kohlsorten und Hülsenfrüchten, in Kürbis und Weizenkeimen, auch in Obst und Vollkornbrot.** Zwar gibt es Folsäure auch in der **Leber**, wie andere B-Vitamine auch, nur ist der Verzehr von Schlachttieren bei der heutigen **Schadstoffbelastung** nicht empfehlenswert. Folsäure schützt vor Ablagerung von Harnsäurekristalle in Gelenken. Des Weiteren ist nach Antibiotikaeinnahme und bei der Verwendung der „Pille" auf eine ausreichende Versorgung mit diesem Vitamin zu achten.

Vitamin C, Ascorbinsäure, gehört zu den wasserlöslichen Vitaminen. Ihm werden wahre Wunder nach-gesagt. Es ist ein **starkes Antioxydanz**, hilft also im Kampf gegen Radikale und Oxydationsprozesse, ebenso oder gemeinsam mit Vitamin A und E. **Diese drei Vitamine sind ein starkes Team gegen freie Radikale.** Vitamin C hilft bei der Kollagen-synthese, also beim Aufbau von Bindegewebe wie Knochen, Zähnen, Haut und Haaren, verbessert die Aufnahme von Eisen und stärkt vor allem das Immunsystem. Anfangs wurde es Antiskorbut-Vitamin genannt, weil man festgestellt hatte, dass Seeleute besonders durch die Ergänzung von **Zitrusfrüchten** oder **Sauerkraut** in der Ernährung, die langen Zeiten ihres Aufenthaltes auf den Schiffen besser vertrugen und von Skorbut verschont blieben.

Von allen **Kohlsorten hat der Grünkohl** besonders viel Vitamin C, daneben die **Hagebutte,** die **Sanddornbeere** und die heute sehr geschätzte **Acerolakirsche**. Aber auch andere Obstsorten und, kaum zu glauben, **Kartoffeln** und **Petersilie** bringen verhältnismäßig viel Vitamin C auf den Tisch. Für Allergiker ist wichtig, dass Vitamin C **den Histaminabbau** fördert und auch manche **Schwermetalle und Pharmaka sowie Nikotin** werden besser ausgeleitet. Die Ablagerung von Cholesterin an den Gefäßwänden soll durch Vitamin C behindert werden und in der Krebstherapie soll es erfolgreich eingesetzt werden.

Basenbildende Mineralstoffe

Da ich persönlich gerne auch mal nachschaue, welche Mineralstoffe in welchen Lebensmitteln besonders gut vertreten sind, möchte ich Ihnen die Möglichkeit geben, sich ebenso zu informieren. Ich skizziere dabei nur die wichtigsten, **basenbildenden Mineralstoffe wie Kalzium, Magnesium, Kalium, Natrium, Eisen, Lithium, Kupfer und Zink** und berufe mich weitgehend auf die Ausführungen in dem Buch von Miriam Polunin „Die 50 besten Lebensmittel für Ihre Gesundheit" und in dem Buch „Handbuch Naturheilkunde" von Schmiedel/Augustin.

Vitamine sind organische Stoffe, d.h. sie können empfindlich reagieren auf Licht, Luft, Hitze oder falsche Lagerung und Konservierung. **Mineralstoffe sind anorganische Stoffe**, welche der Körper ebenfalls nicht selber herstellen kann und die ihm über die Ernährung zugeführt werden müssen. Sie sind gegen Hitze und Licht unempfindlich, können aber durch Liegen im Wasser ausgelaugt werden, weshalb beim Kochen von Gemüse im Wasser die Gemüsebrühe immer mit verwendet werden sollte!

Kalium ist der wichtigste basische Mineralstoff. Es reguliert nicht nur den Flüssigkeitshaushalt des Körpers, sondern auch die Zellmembran. Innerhalb der Zelle ist der Kaliumgehalt höher als außerhalb, was für eine mögliche intrazelluläre Übersäuerung von größter Bedeutung ist (siehe auch mein Buch „Hilf Dir selbst!).
Kalium ist in **Trockenfrüchten, auch in Salat, Kartoffeln, Bananen, Zitrusfrüchten, Gemüsen, Avocados, Tomaten und Pilzen** zu finden. Ein Kaliummangel ist mitverantwortlich für ein Ungleichgewicht im Säure-Basen-Geschehen und häufig als Folge einer Einnahme von Entwässerungstabletten anzutreffen.

Natrium wird meist ausreichend über den täglichen Verzehr von Kochsalz (NaCl) eingenommen, was häufig auch unbewusst durch Fertigprodukte geschieht. Ihm wird eine negative Wirkung auf den Blutdruck sowie die Ödembildung im Körper nachgesagt.

Ein Mangel tritt höchstens bei intensivem Schwitzen auf, wie es mir einmal in Jugoslawien passierte. Ich habe mir gegen die beginnenden Magenschmerzen damals unbewusst nur damit helfen können, das Salz von meinen verschwitzten Armen wieder abzulecken.

Kalzium ist fast ausschließlich in unserem Skelettsystem gebunden und seine Aufnahme wird durch zu viel Phosphor (z.B. in Cola-Getränken und Limonaden) gestört. Es ist an der Reizübertragung von Nervenimpulsen und Muskelkontraktionen, der Stabilisierung der Zellmembrane und der Blutgerinnung beteiligt, es beeinflusst viele Enzyme und ist verantwortlich für das Wachstum und die Festigkeit von Knochen und Zähnen. Es wird kontrovers diskutiert, ob Kalzium am besten durch den Verzehr von **Milch/Milchprodukten**, also tierischen Produkten, oder durch pflanzliche Produkte wie **Grünblatt, Gemüse, Nüsse, Mandeln oder kalziumreiches Mineralwasser** vom Körper aufgenommen und verwertet werden kann.

Für mich steht fest, dass ein **Kalziummangel** nicht durch den Verzehr von Milchprodukten behoben wird. Diese **bringen nicht mehr an Kalzium als sie zur Verstoffwechselung** der Produkte **benötigen**. Es entsteht dadurch also kein Überschuss. Eine „Verkalkung der Gefäße", eine Arteriosklerose, hängt nicht primär mit einer erhöhten Kalziumaufnahme zusammen, zumindest nicht durch pflanzliche Lebensmittel.

Magnesium wird in seiner Bioverfügbarkeit für unseren Körper durch eine hohe Aufnahme von (tierischem) Eiweiß, Phosphat und Kalzium behindert. Es ist beteiligt an der Energiegewinnung, der Bildung der Erbsubstanz und vor allem an der Enzymaktivität. Dass Magnesium auch an der Muskelerregung beteiligt ist, hat sicher schon jeder schmerzhaft zu spüren bekommen: bei Magnesiummangel (durch Alkohol oder Abführmittel?) kommt es u.a. zu Wadenkrämpfen, aber auch zu Herzrhythmusstörungen. Gute Magnesiumlieferanten sind **Grünblattgemüse (Kräuter) aller Art, Nüsse und Samen,**

Hülsenfrüchte, allen voran Sojabohnen (Tofu), Vollkornprodukte, aber auch Shrimps oder Muscheln.

Auf der **japanischen Insel Okinawa** gibt es erstaunlich viele Menschen, die 100 Jahre und älter sind. Als man nach dem Grund suchte, glaubte man ihn gefunden zu haben in dem Wasser, das dort von allen getrunken wird. Es wird durch das Sango-Korallengestein beeinflusst und hat ein **Kalzium-Magnesium-Verhältnis von 2 zu 1**, d.h. es enthält doppelt so viel Kalzium wie Magnesium. Dies wurde in vielen Nahrungsergänzungsmitteln nachgeahmt und erfolgreich verkauft.

Im natürlichen Verbund finden wir das 2:1-Vorkommen im **Rosbacher Mineralwasser.** Mir ist nur dieses bekannt, vielleicht haben andere ebenfalls diese Zusammensetzung.

Von den anderen genannten basischwirkenden Mineralstoffen will ich nur noch das **<u>Zink</u>** herausgreifen, das eigentlich zu den Spurenelementen wie u.a. Fluor, Jod oder Selen und Lithium gehört. Davon benötigen wir nur äußerst geringe Mengen, aber ohne sie gibt es keinen reibungslosen Stoffwechsel. Zink spielt beispielsweise eine wichtige Rolle im Säure-Basen-Geschehen.

Ohne Zink findet kein Wachstum, keine Zellteilung statt, die männlichen Sexualhormone benötigen Zink und es wirkt bei vielen enzymatischen Vorgängen mit. Zink wird benötigt für einen geregelten Ablauf im Stoffwechselgeschehen, es ist bei der Regulierung des Blutzuckerspiegels beteiligt, sorgt für eine schnelle Wundheilung und hilft der Immunabwehr. Haut, Hormone und Augen freuen sich über ausreichend Zink. Es ist ein kleines Wunderwerk. Wir finden es besonders in **Meerestieren, Milch und magerem Fleisch, aber auch in Vollkorn, Gemüse, Sonnenblumen- und Kürbiskernen** vor. Auch **Pilze** oder **Grüner Tee** sind gute Lieferanten.

Basische Früchte

Wir konnten sehen, dass für alles Stoffwechselgeschehen die Mitwirkung von Vitaminen und Mineralstoffen verlangt wird. Wir benötigen aber keine tierischen Produkte, alles für eine ausreichende gesunde Ernährung Erforderliche kommt auch in pflanzlichen Lebensmitteln vor.

Reife Früchte sind basenüberschüssig und von daher positiv einzuordnen. **Organische Säuren wie die Fruchtsäure schmecken lediglich sauer, sind deswegen aber nicht säureüberschüssig. Sie werden in einem gesunden Organismus im Citratzyklus in Kohlendioxyd und Wasser aufgespalten. Das Wasser wird mit dem Urin und das CO_2 über die Lungen abtransportiert. Übrig bleiben Reste von Basen, die zur Säureneutralisation verwendet werden können.**

Allerdings gilt dies nur **für reife Früchte** und auch da mit einigen Einschränkungen. Denn viele von uns haben offensichtlich gewisse gesundheitliche Schädigungen. Diese können in einer unzureichenden Verdauungstätigkeit oder in einer fehlenden Enzymtätigkeit liegen. **Dann kommt es nicht zu einem vollständigen Abbau in Kohlendioxid und Wasser und einem Basenrest, sondern es bleibt im intermediären Stoffwechsel bei einem Zwischenprodukt, der Brenztraubensäure stecken.** Aus diesem Grund kann der Verzehr von Früchten nicht immer empfohlen werden! Ich selbst habe schon schlechte Erfahrungen mit Früchten gemacht. Nicht nur, dass saure Früchte die Zähne angreifen können, sondern der Verzehr von unreifen Früchten kann zu ischias-ähnlichen Nervenschmerzen führen.

Nur reife Früchte sind basenüberschüssig. Erdbeeren oder Weintrauben zu Weihnachten sind nicht reif. Im Anbauland schon, aber sie müssen unreif geerntet und verschickt werden. Deshalb gilt es zu beachten, welche heimischen Obstsorten es in unseren Breitengraden im Jahreskreislauf zu kaufen gibt.

In diesem Buch auf alle Obstsorten einzugehen, würde zu weit führen. Vieles über Früchte habe ich beim Trockenobst bereits geschrieben. Eine für Deutschland typische Obstsorte möchte ich symptomatisch herausgreifen: den **Apfel**.

Davon gibt es weltweit über 20 000 Sorten. **„One apple a day keeps the doctor away!"**- Ein Apfel am Tag und man braucht keinen Arzt. Da ist sicher etwas dran, denn Äpfel sind reich an **Vitamin C, an Kalium und Pektin**. Das Pektin ist eine wichtige Quellfaser, weshalb der Apfel auch bei Verdauungsproblemen eingesetzt wird. Der geriebene Apfel ist ein altes Heilmittel bei Durchfallerkrankungen. Pektin bindet Gallensäuren und wirkt cholesterinsenkend. Ein Apfel am Morgen soll die Verdauung fördern, ein Apfel am Abend den Schlaf. Gut für das Zahnfleisch ist allein schon das Kauen der Äpfel. Schön, wenn beim Abbeißen das Zahnfleisch nicht blutet, was ein Hinweis auf eine gestörte Durchblutung oder Entzündung der Kapillargefäße wäre.

Dass mancherorts **Äpfel bis zu 16-mal gespritzt** werden, lässt uns wieder mehr zu runzligen, alten Apfelsorten greifen, wie sie früher an den Straßenrändern oder heute vielleicht noch in Omas Garten wachsen. Wenn Äpfel mehrfach gespritzt sind, sollten sie geschält werden, verlieren aber gleichzeitig das wertvolle Pektin, das gerade in der Schale zu finden ist. Ansonsten genügt ein heißes Waschen, auch um die künstlichen Wachse zu entfernen, mit denen oft eine größere Frische vorgegaukelt wird. **Wachs ist eine normale Schutzschicht**, welche die Natur geschenkt hat.

Dass die Inhaltsstoffe bei fast allen Apfelsorten – und anderen Obstsorten ebenfalls – ständig zurückgehen, ist allgemein bekannt. Untersuchungen beispielsweise über den Vitamin C- oder Eisengehalt in Äpfeln, die vor zehn Jahren durchgeführt wurden, ergaben völlig andere Werte als heutige Ermittlungen. Da heißt es, nach preiswertem Obst aus biologischem Anbau Ausschau zu halten. Es muss nicht in Wintermonaten aus Südamerika eingeführt und deswegen horrende teuer sein!

Da wir aber nicht nur von Äpfeln leben wollen, greifen wir vielfach zu importierten Früchten wie **Kiwi, Zitrone, Orange, Kaki, Ananas, Mango, Kumquat, Grapefruit** und wie sie alle heißen. Dazu ist zu sagen, dass wir einerseits froh sein können, in einer Zeit zu leben, in der diese Früchte auch für Normalverbraucher erschwinglich sind, zum anderen aber aufpassen müssen, da die Früchte meist nur unreif geerntet werden können, um den langen Transportweg zu überstehen. Unreife Früchte bringen nicht den Vitalstoffreichtum, der sie basenüberschüssig macht. Leider reifen auch nicht alle Früchte nach der Ernte im Sonnenlicht auf der Fensterbank in unseren Breitengraden nach. Ob sie beim Nachreifen noch Basen entwickeln, vermag ich nicht zu sagen. Auf jeden Fall verändern sich die natürlichen Fruchtsäuren. Manche Früchte werden durch längere Lagerung süßer und sind deswegen bekömmlicher.

Nach der chinesischen Ernährungslehre, von der ich allerdings zu wenig verstehe, um das beurteilen zu können/dürfen, werden die Früchte, wie auch die übrigen Lebensmittel, nach **Yin und Yang** klassifiziert. Das bedeutet, sie fachen das **innere Feuer** an oder wirken **kühlend** auf den Organismus. Von den Südfrüchten beispielsweise wie auch von den Melonen, Bananen oder Kiwi wird gesagt, dass sie kühlend wirken und deswegen eher in der heißen Jahreszeit gegessen werden sollten. Ich habe darauf geachtet und kann es bestätigen: Orangen kühlen mich aus, lassen mich schneller frieren. Trockenfrüchte sollten nach der chinesischen Lehre dem Herbst und Winter vorbehalten sein, was ja auch sinnvoll ist. Allerdings werden zu dieser Gruppe auch Pfirsiche und Kirschen gerechnet, die in unseren Breitengraden andere Erntezeiten haben.

Vom **einheimischen Obst** wird berichtet, dass es das ganze Jahr über genossen werden dürfe, im Winter jedoch eher gegart. Auch meine Lehrerin Dr. Renate Collier empfahl gerne etwas gekochtes Obst als Nachtisch, da nicht alle Menschen eine gleich starke Verdauungskraft besitzen und rohes Obst vertragen.

Ob diese Zuordnung auch auf Säfte zutrifft, weiß ich nicht, es ist aber anzunehmen. Denn eine Möglichkeit, den Sonnenschein des Südens mit den Süd-Früchten einzufangen, besteht im **Obstsaft**. So ließe sich der Orangensaft im Sommer besonders genießen. Bedenken Sie aber, dass Säfte ein Konzentrat sind und besser **mindestens 1:1 mit Wasser verdünnt** getrunken werden sollten. Sie könnten niemals die gleiche Menge Früchte hintereinander verzehren, die in einer Flasche Obstsaft eingefangen sind. Aber die Nährstoffdichte ist dieselbe und überschüttet Ihren Organismus mit einer Flut an Nährstoffen und Informationen.

Manche „Südfrüchte in Flaschen" kommen aber auch als Heilmittel-Säfte zu uns wie beispielsweise der **Granatapfel-Saft**. Meinen ersten Granatapfel habe ich vor über 40 Jahren im Winter in Moskau bestaunt. Jetzt lebe ich in Portugal und da gibt es im Frühjahr ein Überangebot dieser seit altersher geschätzten Früchte, die wenig mit unseren Äpfeln zu tun haben. Der lateinische Begriff „granae" deutet auf die vielen roten Körner/Kerne, welche von einem roten Fruchtfleisch umschlossen sind. (Botanisch muss es „Samenmantel" heißen). Er wird auch als Paradiesapfel bezeichnet (ob Eva davon kosten wollte?).

Auf jeden Fall werden allen Bestandteilen des Granatapfels, von der Wurzel bis zur Schale gute Heilwirkungen nachgesagt: In Studien konnte sein **positive Wirkung bei Prostatakrebs** - und wahrscheinlich auch bei anderen Krebsarten - bewiesen werden. Deswegen möchte ich ihn sowohl als Prophylaxe wie auch für den Ernstfall empfehlen.

Allgemein lässt sich sagen, wer frisches Obst verträgt, möge es unerhitzt verzehren, ansonsten kann es vorsichtig gedünstet werden. **Je farbiger das Angebot, ob gelb, grün, orange, rot, blau oder violett, desto besser.** Sollten Sie nach dem Genuss von Obst ziehende Nervenschmerzen an den Beinen oder am gesamten Körper haben, waren die Früchte sicher unreif und haben Sie sauer gemacht. Das kann uns beim Gemüse weniger passieren.

Basisches Gemüse

Die Gemüse sind alle - bis auf weißen Spargel, Artischocke und Rosenkohl - basenüberschüssig. Basenüberschüssig sind auch alle Blattsalate, alle Sprossen und Keime, die Kartoffel, die Kastanie, Pilze, die Sojabohne sowie grüne Kräuter und Gewürze.

Das hört sich gut an, muss aber auch differenziert betrachtet werden. Die Gemüse heutzutage sind wie die Obstsorten weniger basenreich als früher. **Die Böden sind mineralstoffärmer**, und die Düngung mit Kunstdünger ist bei weitem nicht so erfolgreich wie mit Naturdünger im natürlichen Kreislauf. Kaufen Sie **Gemüse aus biologischem Anbau**, und sie werden merken, wie viel besser und gehaltvoller das schmeckt.

Es ist praktisch unmöglich, eine Wertung der einzelnen Obst- oder Gemüsesorten zu geben. Jede für sich hat ihre Vorteile, und es ist empfehlenswert, am meisten davon zu essen, was
1. im heimischen Anbau wächst und gedeiht,
2. was am wenigsten verändert, denaturiert wurde,
3. worauf der Appetit steht.

Mehr Obst und Gemüse, lautet die Devise, **und das unerhitzt**, nicht als Kompott oder aus der Konserve. Früher ging man davon aus, dass im Magen alles an lebendigen Inhaltsstoffen durch die Salzsäure zerstört werde. Heute weiß man, dass **viele Enzyme den Aufenthalt im Magen „überleben"** und gerade die Enzyme lebensnotwendig sind beim Abbau von Eiweißen, Kohlenhydraten und Fetten. Sie reinigen den Körper, sind entzündungshemmend, vertragen aber nur Temperaturen bis 40 Grad, weshalb sie nur als **Frischkost** aufgenommen werden sollten. So stirbt beispielsweise ein Mensch bei Temperaturen von über 40 Grad nicht am Fieber, sondern weil die Enzyme, kleine Eiweißstoffe, bei 43 Grad absterben und mit ihnen bestimmte Lebensfunktionen.

Der russische Wissenschaftler **Kouschakoff** hat sich bereits vor fast 100 Jahren mit dem Problem der **Verdauungsleukozytose** beschäftigt. Diese besagt, dass unser Körper auf erhitzte Nahrung, egal ob sie noch heiß ist oder schon erkaltet, und auf fabrikatorisch hergestellte Nahrung mit einer verstärkten Ausschüttung von Leukozyten ins Blut und in den Darm reagiert, so als ob es sich um eine Infektion handele. Die erhitzte Nahrung scheint für den Organismus nicht gesund zu sein oder besser gesagt, die totgekochte, überhitzte.

Kouschakoff stellte nämlich fest, dass **diese Reaktion des Körpers ausbleibt, wenn man eine genügend große Portion Frischkost vor oder gleichzeitig mit der gekochten Kost isst oder wenn die Kost nicht übermäßig erhitzt worden war.**

Gemüse darf bis auf 90 Grad, Obst ebenfalls bis gut 90 Grad erhitzt werden, ohne dass eine Leukozytenreaktion eintritt. Das entspricht der Kochweise einiger Kulturen, die Gemüse nur bissfest auf den Tisch bringen wie in Italien oder häufig im asiatischen Bereich. Das mag auch ein Trost für all diejenigen sein, welche die Frischkost nicht so gut vertragen, mit Blähungen darauf reagieren und Gedünstetes vorziehen.

Kartoffeln

Die Kartoffel gehört zur Familie der Nachtschattengewächse wie die Tomate oder Paprika. Da die Kartoffel in der basischen Ernäh-rung eine große Rolle spielt, soll extra auf sie eingegangen werden. In meinem Buch „**Teilfasten - ein Gesundheitsschlager, Entsäuern, Entgiften, Entschlacken und dabei abnehmen"** habe ich die Kartoffel sehr empfohlen, da sie bei einer Ernährungsumstellung auf basische Kost eine zentrale Rolle spielt. Immer wieder kam es aber in meinen Kursen vor, dass einige darüber klagten, nach dem Genuss von Kartoffeln verstopft zu sein. Ich konnte es mir nicht erklären, wusste aber von mir, dass ich gekochte Kartoffeln mit ihrem hohen

Stärkeanteil mied und Kartoffeln lieber halbroh aß. Ich konnte mir gut vorstellen, dass die Kartoffel in einer basischen Ernährung nicht von allen gleich gut vertragen wird. Seitdem ich das Buch von Peter D´Adamo über die Blutgruppendiät gelesen habe, finde ich auch eine Erklärung dafür, die mir einleuchtet und auf die ich deshalb näher eingehe.

Nach D´Adamo ist die Kartoffel für Menschen mit der Blutgruppe **B und AB als unbedenklich** zu bezeichnen, für die der **Blutgruppe A und der Blutgruppe O jedoch als nicht empfehlenswert**. Lesen Sie dazu Ausführliches in seinem Buch „4 Blutgruppen- 4 Strategien für ein gesundes Leben". Ich weiß, dass die Blutgruppendiät von vielen angegriffen und als unwissenschaftlich bezeichnet wird. Ich möchte Ihnen aber empfehlen: sich selbst zu beobachten. Ihr Organismus weiß am besten, was ihm bekommt und signalisiert es Ihnen. Und wenn Sie, trotz Blutgruppe A oder 0, einen Heißhunger auf Kartoffeln haben, dann essen Sie diese auch! In Portugal fiel mir auf, dass manche Portugiesen meinen: „Kartoffeln machen müde!", was man als Verdauungsleukozytose, aber auch als Blutgruppenunverträglichkeit deuten könnte.

Nach der Entdeckung von Südamerika hatten die Spanier die Kartoffelpflanze nach Europa gebracht. Anfangs gab es aber einige Missverständnisse, denn die grünen, oberirdischen, stark solaninhaltigen Kartoffelbeerchen verursachten beim Essen Brennen im Hals, Kopf-, Magen- und Bauchschmerzen, Durchfälle und Erbrechen. **Solanin ist ein natürlich vorkommendes Gift, das in unreifen und keimenden Kartoffeln sowie in grünen Tomaten zu finden ist.** Daher sollten bei den Kartoffeln die grünen Stellen immer großzügig zu entfernen. Für Erwachsene ist das Solanin weniger gefährlich, dagegen aber ist Vorsicht bei der Ernährung für Kinder geboten.

Aus unserer Ernährung ist die Kartoffel nicht mehr wegzudenken, da sie

- kalorienarm ist,
- nicht dick macht, es sei denn, sie wird mit zu viel Fett verfeinert,
- einen langen Sättigungswert hat,
- viele Ballaststoffe hat, die im Darm für das notwendige Volumen sorgen,
- gesundheitsfördernd ist, der rohe Kartoffelsaft wird seit vielen Jahren als Heilmittel bei Magenproblemen eingesetzt,
- biologisch hochwertig ist, zwar ist der Eiweißanteil gering, aber in Verbindung mit Ei nicht zu übertreffen.
- sehr reich an Kalium ist, weshalb die Kartoffel gerade das ideale Nahrungsmittel zum Entsäuern, Entschlacken und Entgiften ist,
- im Winter bei schonender Kochweise der billigste Vitamin-C-Lieferant ist, am besten als Pellkartoffel.

Sehr frühe Kartoffelsorten sind meist noch sehr wässrig, dafür ist ihr Stärkeanteil relativ gering und man kann sie gut mit Schale verzehren. Unter der Schale sind die wichtigen B-Vitamine zu finden. Gleichmäßig große Kartoffeln werden gleichmäßig gar und verlängern nicht unnötig die Kochzeit. Große Kartoffeln garen schneller, wenn ihre Schale eingestochen wird.

Die russische **Ernährungsspezialistin Schatalova** schreibt, man solle Kartoffeln grundsätzlich mit der Schale essen, weil gerade die Schale die zur Verstoffwechselung nötigen Inhaltsstoffe habe. Seien die Schalen im Winter runzelig und ungenießbar, so solle man lieber auf den Verzehr von Kartoffeln verzichten. Hier in Portugal gibt es fast das ganze Jahr über frische Kartoffeln, da der Boden hier im Süden nicht gefriert. Es ist durchaus denkbar, dass nur die frischen Kartoffeln mit Schale so gesund und verträglich sind. Auffällig, dass in Portugal Kartoffeln häufig mit Essig und Öl gewürzt serviert werden.

Späte Kartoffelsorten lassen sich gut einlagern. Früher brauchten die Familien 5 - 6 Zentner, heutzutage ist dies kaum vorstellbar. Die Kartoffeln sollten nicht zusammen mit Äpfeln in einem Raum gelagert werden. **Die Äpfel strömen ein Gas aus, welches die Kartoffeln** (und anderes) **zum Keimen bringt.** Wenn keine Lagerungsmöglichkeit besteht, sollte darauf geachtet werden, dass im Frühjahr nur solche Kartoffeln gekauft werden, die nicht mit einem keimhemmenden Mittel behandelt wurden. Am besten kaufen Sie Kartoffeln aus biologischem Anbau. Die schmecken aromatisch, wie der Name sagt, **trüffelartig**, denn vom Tartufolo, italienisch Trüffel, stammt das Wort Kartoffel.

In West-Deutschland wurden 1988 pro Einwohner über 70 kg Kartoffeln verzehrt, in Ostdeutschland 155 kg pro Person, mehr als das Doppelte. In ganz Deutschland **geht der Kartoffelverbrauch drastisch zurück, dafür nehmen die Allergien drastisch zu**. Die Kartoffel wird im Allgemeinen auch von Allergikern gut vertragen. Sie hat sich bewährt bei **Bluthochdruckpatienten, bei Personen mit Gicht, Rheuma und in der Prophylaxe von Darmkrebs**. Früher wurde der **rohe Kartoffelsaft gerne bei Magenproblemen wie Sodbrennen** eingesetzt. Warum heute nicht mehr?

Neu in Deutschland sind die aus Asien oder Südamerika kommen-den **Süßkartoffeln (Bataten)**, denen ebenfalls eine gute gesundheitsfördernde Wirkung nachgesagt wird. Im Süden Portugals werden viele Süßkartoffeln angebaut. Gerade in dem Ort, in dem ich jetzt lebe, gibt es im Herbst eigens ein „**Süßkartoffelfest**" und viele interessante Gerichte mit dieser süß schmeckenden Gemüseart. Ich erinnere mich noch gut, dass mir vor vielen Jahren in Deutschland einmal in der Garage eingelagerte Kartoffeln erfroren waren. Die schmecken auch süß, meine Kinder mochten sie, aber der Geschmack der richtigen Süßkartoffel lässt sich damit kaum vergleichen. Sie ist bedeutend süßer und lässt sich auch zu vielen Süßspeisen und Kuchen verarbeiten. Siehe auch im Rezeptteil.

Früher verwendete man zum **Kochen von Pellkartoffeln einen Kartoffeldämpfer.** Das war ein Wassertopf mit einem aufgesetzten Siebtopf. Heute kann man einen Siebeinsatz kaufen, der sich jeder Topfform anpasst. Der Topf wird mit nur wenig Wasser aufgesetzt, so dass die Pellkartoffeln (oder anderes Gemüse) nicht mit Wasser in Berührung kommen und nur gedämpft werden. Das wirkt sich positiv aus auf die Erhaltung der Vitamine - **neben Vitamin C auch A, B1, B2, H und Karotin - und die Erhaltung der Mineralstoffe wie Kalium, Magnesium, Mangan und Phosphor und Eisen.** Der Deckel des Topfes muss aber gut schließen, sonst besteht die Gefahr, dass zu viel Wasser verdampft und alles anbrennt.

Bewährt haben sich auch Töpfe aus Edelstahl, die ohne eine Wasserzugabe beim Kochen auskommen und somit eine gesunde Alternative zum bisherigen Kochen darstellen. Das Neueste auf dem Markt sind auch Dampfgargeräte (Vapeurs), in denen sich gleich die ganze Mahlzeit nur mit Dampf zubereiten lässt, eine vorher bestimmte Temperatur bei der Zubereitung nicht überschritten wird und eine Verdauungsleukozytose auf diese Weise vermieden werden kann.

Salzkartoffeln, wie andere Gemüse auch, sollten nicht schon am Morgen geschält, dann bis zum Mittag im Wasser liegen und dann in Salzwasser gekocht werden. Sie verlieren so notwendige und nützliche wasserlösliche Vitamine und Mineralstoffe. Diese gehen ins Wasser über, werden häufig mit dem Kochwasser abgeschüttet und müssen mühsam anschließend wieder mit Salz und anderen Gewürzen zugeführt werden, damit es schmeckt.

Ich koche überhaupt keine Salzkartoffeln mehr, sondern nur noch Pellkartoffeln im Dampf oder halbiert in der Schale im Backofen. Eine der Lieblingsspeisen meiner Kinder waren „rohe Bratkartoffeln", siehe im Rezeptteil.

36 Heiler aus dem Supermarkt

In vielen Büchern werden Listen veröffentlicht mit Angaben über den Gehalt von Basen bei den einzelnen Gemüsearten. Ich möchte hier **keine Listen veröffentlichen**, weil ich weiß, wie schnell sich diese **Werte verändern können, je nach Anbau, Lagerung, Reife, Transport und anderen Kriterien.** Auch bringt es nichts, ein Gemüse nur deswegen zu essen, weil es am gesündesten ist, man ansonsten dieses Gemüse aber absolut nicht mag! Lernen Sie, auf sich und Ihren Körper zu hören, darauf zu achten, wie Ihnen etwas bekommt und wie es sich auf Ihr Wohlbefinden auswirkt. Heute kann Ihnen der Brokkoli schmecken, morgen lehnt Ihr Körper ihn ab. Heute haben Sie Appetit auf Salat, morgen ist es Ihnen zu kalt dafür.

Aus neuesten wissenschaftlichen Untersuchungen in Amerika ist bekannt, dass **mindestens die Hälfte aller Krebserkrankungen durch eine gesunde Ernährung vermieden werden könnte.** Das gilt auch für Herz- und Kreislauferkrankungen, Diabetes, Schlaganfälle und vieles mehr. (Siehe Stadium der manifesten Krankheiten!) Anstatt Medikamente einzunehmen, wäre es sinnvoller, täglich auf Obst und Gemüse zurückzugreifen, was nicht nur billiger, sondern auch frei von Nebenwirkungen ist.

Nach amerikanischen Forschungen haben sich **folgende Lebensmittel als „Gesundmacher", als Heiler** herausgestellt und werden von vielen Autoren veröffentlicht. Ich habe sie aus einem Buch von Norbert Treutwein übernommen. Da die „Heiler" weitgehend basisch sind, führe ich sie hier auf mit Bezug zu ihrer Verträglichkeit zu den einzelnen Blutgruppen nach D´Adamo.

Kartoffeln	(0 – A – B +- AB +-)
Äpfel	(0+- A +- B +- AB +-)
Birnen	(0 +- A +- B +- AB +-)
Tomaten	(0 +- A - B - AB +-)
Weißkohl	(0 – A – B + AB +-)
Brokkoli	(0 + A + B + AB +)

Blumenkohl	(0 – A +- B + AB +)
Möhren	(0 +- A + B + AB +-)
Zwiebeln	(0 + A + B +- AB +-)
Spinat	(0 + A + B +- AB +-)
Grapefruit	(0 +- A + B +- AB +)

(nur reife Früchte, sonst gefährlich für Zahnschmelz)

Orangen	(0 – A – B +- AB -)

(nur reife Früchte, sonst gefährlich für Zahnschmelz)

Radieschen	(0 +- A +- B – AB -)
Rettich	(0 +- A +- B – AB -)
Erbsen, grün, frisch	(0 +- A +- B +- AB +-)
Bananen	(0 +- A – B + AB -)

(im Anbau häufig mit Herbiziden und Pestiziden, für den Transport häufig mit Röntgenstrahlen behandelt)

Heidelbeeren k. A.

Kiwis	(0 +- A +- B +- AB +)
Schwarzer Tee	(0 – A – B +- AB -)
Grüner Tee	(0 +- A + B + AB +)
Paprika	(0 +- A – B + AB -)
Kürbis	(0 +- A + B – AB -)
Joghurt	(0 – A +- B + AB +)
Kefir	(0 – A +- B + AB +)
Molke (nur frisch basisch!)	(0 – A - B +- AB +-)
Buttermilch	(0 – A – B +- AB -)
Johannisbeeren	(0 +- A +- B +- AB +-)
Erdbeeren	(0 – A +- B +- AB +-)
Weiße Bohnen	(0 +- A +- B +- AB +-)
Knoblauch (blutdrucksenkend!)	(0 + A + B +- AB +)
Grünkohl	(0 + A + B + AB +)

Wirsing k.A.

Rosenkohl (säureüberschüssig)	(0– A +- B + AB +-)
Rote Beete	(0 +- A +- B + AB +)
Schnittlauch	(0 +- A +- B +- AB +-)
Petersilie	(0 + A +- B + AB +)

Lesenswert in diesem Zusammenhang war für mich auch das **Buch von Dr. Gisela Rauch - Petz, „Heilende Biostoffe aus dem Gemüsekorb".** Darin empfiehlt sie besonders folgende Gemüse, zu denen ich jeweils die **wichtigsten bioaktiven Inhaltsstoffe und Vitamine (Vit.) sowie die Indikation (Ind.) der verschiedenen Krankheiten** aus ihrem Buch aufführe:

Algen Magnesium, Mangan, Jod
    Vit.: Folsäure, Nicotinamid, B1, B 2, Fucoidan
    Ind.: Bluthochdruck, erhöhte Cholesterinwerte, funktionelle Herzbeschwerden

Avocado Kalium, Kupfer, Magnesium
    Vit.: B 6, C, E, Biotin, Folsäure, Beta-Karotin
    Fette: Linol-, Linolensäure
    Ind.: Darmerkrankungen, entzündliche Hauterkrankungen, Menstruationsbeschwerden, Rheuma

Brokkoli Kalium, Kalzium, Mangan, Kupfer, Eisen, Magnesium
    Vit.: B 1, B 2, B 6, Folsäure, Pantothensäure, Beta-Karotin, Bioflavonoide, Indole
    Ind.: Niedriger Blutdruck, Gicht, Krampfadern, Herzinfarkt- und Krebsprophylaxe, Nervosität, Osteoporose, Rheuma

grüne Erbsen, getrocknet Molybdän, Mangan, Kalium, Eisen
    Vit.: B 1, B 2, Biotin, Folsäure, Pantothensäure, Nicotinamid
    Ind.: Augenentzündung, niedriger Blutdruck, Hauterkrankungen, Herpes simplex, funktionelle Herzbeschwerden, Krampfadern, Müdigkeit, Nervosität, Osteoporose, Wechseljahrbeschwerden

Feldsalat Kalium, Eisen
    Vit.: C, B 6, Beta-Karotin
    Ind.: Augenentzündung, Blasenerkrankung, Erkältungen, Krebsprophylaxe, Sodbrennen

Fenchel Kalium, Eisen, Magnesium, Kalzium, Ätherische Öle
    Vit.: C, B 1, B 2, B 6, Beta-Karotin, Biotin
    Ind.: Bronchitis, Erkältungen, funktionelle

Herzbeschwerden, Magen- und
Zwölffingerdarmgeschwür, Nierensteine,
Sodbrennen, Zahnfleischerkrankungen
Grünkohl Kalium, Kalzium, Mangan, Eisen, Chrom
Vit.: B 2, B 6, E, Beta-Karotin, Folsäure, Nicotinamid,
Pantothensäure
Ind.: Niedriger Blutdruck, Bluthochdruck, Erkältungen,
Herzbeschwerden, Krebsprophylaxe, Nervosität,
Nierensteine, Osteoporose, Schlafstörungen,
Wechseljahrbeschwerden, Zahnfleischerkrankungen
Karotten Eisen, Kalium, Mangan
Vit.: K, Beta-Karotin; Bioflavonoide; ätherische Öle
Ind.: Augenentzündung, Blasenerkrankungen, hohe
Cholesterinwerte, nervöser Darm, entzündliche
Darmerkrankungen, Herzinfarktvorbeugung,
Krebsvorbeugung, Migräne
Kohlrabi Selen, Kalium, Magnesium
Vit.: C, B 1, B 6, Folsäure, Nicotinamid, Biotin
Ind.: Bluthochdruck, funktionelle Herzbeschwerden,
Zahnfleischerkrankungen
Linsen Eisen, Kupfer, Zink, Selen, Kalium
Vit.: B 1, B 6, Pantothensäure, Nicotinamid; Tryptophan,
Methionin, Phenylalanin
Ind.: Hauterkrankungen, Herpes simplex, Magen- und
Zwölffingerdarmgeschwür, Nierensteine, Rheuma,
Schlafstörungen
Mangold Eisen, Kalium, Mangan
Vit.: C, B 2, Beta-Karotin, Folsäure
Ind.: Blasenerkrankungen, Krebsprophylaxe
Melonen Kalium
Vit.: C, B1, Beta-Karotin, Folsäure
Ind.: Augenentzündung, Bluthochdruck,
Herzinfarktvorbeugung, Krebsvorbeugung
Paprikaschoten Kalium, Eisen, ätherische Öle
Vit.: C, B 6, E, Beta-Karotin, Folsäure; Bioflavonoide,
Ind.: Augenentzündung, Herpes simplex, Krampfadern,

Krebsvorbeugung, Magen- und Zwölffingerdarmgeschwür, Menstruationsbeschwerden, Sodbrennen

Rettich Kalium, Selen, Kupfer
Vit.: C, Folsäure; Raphanol, Glucoraphanin,
Senfölglukoside
Ind.: Bronchitis, Krebsvorbeugung

Rote Bete Mangan, Kalium, Kupfer, Selen
Vit.: Folsäure
Ind.: Nervöser Darm, Erkältungen, Gallensteine,
Krampfadern, Müdigkeit

Schwarzwurzeln Eisen, Mangan, Kupfer
Vit.: B1, Bitterstoffe
Ind.: Nervöser Darm, entzündliche Darmerkrankungen,
Osteoporose

Shiitake-Pilze Kupfer
Vit.: K, B 2, Pantothensäure, Biotin, Folsäure; Lentysin,
Lentinan
Ind.: Niedriger Blutdruck, Bronchitis,
hohe Cholesterinwerte, Erkältungen, Herpes
simplex, Krebsvorbeugung, Rheuma

Sojabohnen Selen, Mangan, Kalium, Eisen,
Magnesium, Kalzium
Vit.: B 1, B 2, B 6, K, Biotin, Folsäure, Pantothensäure,
Nicotinamid
Ind.: Niedriger Blutdruck, hoher Blutdruck, hohe
Cholesterinwerte, nervöser Darm, Gallensteine,
Hauterkrankungen, funktionelle Herzbeschweren,
Herzinfarktvorbeugung, Krampfadern,
Krebsvorbeugung, Menstruationsbeschwerden,
Nervosität, Nierensteine, Osteoporose,
Schlafstörungen, Wechseljahrbeschwerden

Spinat Mangan, Chrom, Kalium, Eisen, Kupfer, Jod
Vit.: K,C, E, B 1, B 2, B 6, Folsäure, Nicotinamid, Biotin
Ind.: Bluthochdruck, Gallensteine, funktionelle
Herzbeschwerden, Herzinfarktvorbeugung,
Krebsvorbeugung, Menstruationsbeschwerden,

Müdigkeit, Schlafstörungen
Tomaten Chrom, Selen, Kalium, Mangan, Magnesium
<u>**Vit.**</u>: C, E, B 1, B 6, Beta-Karotin, Folsäure, Biotin
<u>**Ind.**</u>: Augenentzündung, Blasenerkrankungen, Herzinfarktvorbeugung, Müdigkeit, Krebsvorbeugung, Schlafstörungen
Zwiebeln Mangan, Chrom
<u>**Vit.**</u>: Biotin, schwefelhaltige, ätherische Öle
<u>**Ind.**</u>: Bronchitis, hohe Cholesterinwerte, nervöser Darm, Erkältungen, Herzinfarktvorbeugung, Krampfadern, Krebsvorbeugung, Rheuma.

Zu ergänzen wären sicher Weißkraut, Kartoffeln, Zucchini, Kürbis, Knoblauch und alle Blatt- und Wurzelsalate. Allen werden gesundheitsfördernde Eigenschaften nachgesagt. Alle sind bestens geeignet, wieder ein Säure-Basen-Gleichgewicht herzustellen.

Eine wichtige Rolle bei der basischen Kost spielt die <u>Gemüsebrühe</u>, sind doch die basischen Mineralstoffe wasserlöslich und gehen beim Kochen ins Wasser über. Im Grunde könnte man nur von Gemüsebrühe leben, aber der Darm benötigt auch die gesunden Faserstoffe. Heutzutage machen die wenigsten Hausfrauen die Brühen selber, dazu gibt es genügend Fertigprodukte, welche die Arbeit erleichtern. Früher standen die Töpfe mit den auszukochenden Gemüseteilchen stundenlang auf den Herden und köchelten vor sich hin. Bei der Vorbereitung für ein Buch zum Thema „Fasten" fiel mir ein fast 100-jähriges Rezept von Marie Buchmeier über die Zubereitung der **Fastenwurzelbrühe** in die Hände aus ihrem (damals neuen) Buch „Neues Fasten-Kochbuch":

„In eine passende Kasserolle schneidet man in Scheiben vier gelbe Rüben, sechs Zwiebeln, drei Porree, zwei Köpfe Sellerie (zuvor alles gereinigt und gewaschen) und röstet sie mit einem Stück frischer Butter einige Zeit, bis sie eine goldgelbe Farbe haben. Hierauf gibt man vier bis sechs Handvoll dürre Erbsen und etwas Petersilie, Sauerampfer und Kerbelkraut dazu, füllt das Geschirr mit frischem Wasser auf, bringt es zum Kochen, schäumt es rein ab und lässt die Brühe langsam kochen. Nun wird die Kasserolle vom Feuer genommen und eine halbe Stunde beiseite gestellt, damit sich die Wurzeln und die Erbsen setzen können und die Brühe klar wird; man seiht sie hierauf durch ein feines Sieb in einen irdenen Topf und stellt sie bis zum zweiten Gebrauch kalt. Die Wurzelbrühe dient zur Bereitung aller Art Fastenkräuter-Suppen und dergleichen Saucen."

Wir werden heute kaum die Zeit dazu haben, stundenlang in der Küche zu stehen, obwohl so eine **Brühe reich an vielen basischen Mineralstoffen** ist, ausgekocht und ausgelaugt aus dem Gemüse und bestens geeignet, nicht nur als Fastenbrühe, sondern überhaupt als Grundlage für ein gesundes Essen. Sie wirkt einer Übersäuerung entgegen, bringt unseren Stoffwechsel auf einfache Art wieder in ein Säure-Basen-Gleichgewicht und wird deswegen auch beim strengen Fasten mit viel Erfolg eingesetzt.

Sie können für eine Brühe alle Gemüse verwenden, auch Gemüseabfälle, bis auf Spargel, Artischocken oder Rosenkohl, die säureüberschüssig sind.

Wenn Sie **Gemüsebrühe als Fertigprodukt** kaufen, so ist darauf zu achten, dass sie **natriumglutamatfrei** ist. **Glutamat** wird in allen möglichen Kombinationen mit Magnesium, Kalium, Calcium oder Natrium aus Glutaminsäure hergestellt. Als E-Nummern, der Bezeichnung für Zusatzstoffe in Lebensmitteln, finden Sie Glutamate unter den fortlaufenden Nummern E 620 bis 625. Wir Europäer vertragen Glutamat nicht so gut und reagieren häufig mit dem so genannten **Chinasyndrom** darauf, das heißt mit Kopfschmerzen, Taubheitsgefühl in Nacken, Armen und Beinen, Herzklopfen, Spannungen in Gesicht und Brust oder Hautveränderungen. Vielleicht hatten Sie schon einmal darunter zu leiden hatten. Das soll Sie aber nicht veranlassen, in Zukunft auf eine Mahlzeit in einem guten chinesischen Restaurant zu verzichten, denn es ist meiner Ansicht nach eine der gesündesten Essensmöglichkeiten außer Haus. Siehe „Chinesische Fastenspeise" im Rezeptteil.

Wer wenig Zeit hat, seine Mahlzeit zu Hause in Ruhe vorzubereiten, dem sei empfohlen, sich eine Fertig-Gemüsebrühe zuzubereiten, zusätzlich einige gekochte Kartoffeln vom Vortag und einiges frische Gemüse hinzuzufügen und mit grünen Kräutern zu verfeinern. **Geht schnell, schmeckt gut und ist gesund! Diese kleine Mahlzeit kann man sich auch schon morgens zubereiten und in der Thermoskanne mit ins Büro nehmen, allerdings dann die grünen Kräuter extra einpacken, sie dürfen/sollten nicht aufgekocht werden.**

Immer wieder wird empfohlen, den **Kochsalzverbrauch** einzuschränken, reagieren doch viele Menschen auf Salz mit einer erhöhten Sensibilität. Ob es am Salz allgemein liegt oder eben am **denaturierten Kochsalz**, das nur noch aus den beiden Elementen Natrium und Chlorid besteht, ist unklar. Es wird augenblicklich sehr viel geworben für das so genannte **„Himalaya-Salz"**.

Dieses Salz wurde vor Millionen vor Jahren aus Urmeeren in diesem Gebiet abgelagert und wird jetzt schonend gewonnen, ähnlich wie die Stein-(Ur)salze bei uns in Thüringen, Sachsen und Bayern. Bei der heutigen nicht mehr kalkulierbaren Verschmutzung der Meere stellt es sicher eine echte Alternative zum Meersalz dar. Es stellt aber vor allem wie das Meersalz auch eine echte Alternative zum Kochsalz dar, weil es außer Natriumchlorid noch **viele weitere Mineralstoffe** enthält, wenn auch nur in geringen Spuren.
Ich verwende Himalayasalz als Brocken zur Sole-Herstellung oder als Granulat zum Mahlen in einer Salzmühle mit einem Keramikmahlwerk. Um es trocken zu halten genügen einige Reiskörner. Verwenden Sie kein Salz mit Rieselhilfe. Erlaubt

auch im Ökobereich wären zwar Natrium- oder Calciumcarbonat, **abzulehnen ist jedoch Aluminiumhydroxid**, was in seiner Wirkung auf den Gesamtorganismus äußerst umstritten ist.

Viel Erfolg hatte vor Jahren auf der Biofachmesse in Nürnberg ein Salzproduzent aus der Algarve. Er bot sein „Flor do Sal", sein Spitzensalz, ein handgeschöpftes, sonnen- und winddurchflutetes Salz gleich vermischt mit allen hier heimischen getrockneten Kräutern wie Basilikum, Rosmarin, Majoran und dergleichen an. Es wurde von vielen nachgeahmt und auch ich empfehle Ihnen, eine zweite Salzmühle mit eigenem „Kräutersalz" zu verwenden.

Allgemein sollte man nicht zu viel Salz zu sich nehmen, sind doch in Lebensmitteln bereits genügend (Mineral-) Salze vorhanden. **Zum Würzen von Speisen eignen sich hervorragend frische heimische grüne Kräuter.** Leider erleichtern heute ständig vorrätige fertige Würzmischungen das Abschmecken. Aber in einer gesunden basischen Kost, der Gesundheit aus der Küche der Natur, **stehen die basischen Kräuter und Gewürze an erster Stelle, sie sind das A und O.** Sie eignen sich für Salate, Suppen, Brotaufstriche, Gemüsegerichte, für alles. Sie sollen erst kurz vor dem Servieren zerkleinert und dürfen nicht mitgekocht werden.

Ich bereite bei den Mahlzeiten immer möglichst viele Kräuter, auch Zwiebeln und Knoblauch in verschiedenen Glasschälchen vor, so dass jedes Familienmitglied sich nach seinen augenblicklichen Bedürfnissen bedienen kann. Eine Flasche **Sojasoße** und **Gomasio, die geröstete, gesalzene Sesamsaat,** runden das Angebot zum individuellen Salzen ab. Schlimm ist, wenn viele gleich das Essen nachsalzen, ohne vorher gekostet zu haben. Das Rezept, Gomasio selber herzustellen, finden Sie im Rezeptteil.

Grüne Kräuter und Gewürze

Grüne Kräuter sind reich an Vitamin C, an Duft- und Aromastoffen, an basischen Mineralstoffen wie Kalium, Kalzium, Natrium, Magnesium und schmecken zu jeder Zeit. Getrocknete Kräuter sollten erst ein wenig aufquellen, z.B. in Suppen und Soßen, während grüne Kräuter erst ganz kurz vor dem Gebrauch klein geschnitten werden.

Da der Mineralstoffreichtum der Obst- und Gemüsesorten sowie der Gewürzkräuter immer mehr abnimmt und wir auch bei den im Supermarkt gekauften grünen Kräutern nichts über deren Inhaltsstoffe erfahren, ist jeder aufgerufen, sich seine basenreichen **Küchenkräuter selbst zu ziehen.** Das geht in der kleinsten Hütte, auf der schmalsten Fensterbank!

Bärlauch, eine Grünpflanze, die meist nur im Wald vorkommt und gerne mit Maiglöckchen (giftig!) verwechselt wird, ist dem **Knoblauch** in dessen Geruch und Wirkung sehr ähnlich. Aber nach seinem Verzehr riecht man nicht so stark wie nach Knoblauch, weshalb eine Frühjahrskur mit Bärlauchblättern leichter durchzuführen ist. Geben Sie geschnittene Blätter auf alles, Salate, Butterbrote, Gemüse und Soßen. **Ihre Blutgefäße werden es Ihnen danken.** Selbst den Arteriosklerose-Trunk im Rezeptteil könnte man mit der entsprechenden Menge Bärlauch ausprobieren.

Basilikum wird, seitdem es Mode ist, Mozzarella mit Tomaten zu essen, auch bei uns häufiger im Freien angebaut. Der Geschmack ist unvergleichlich intensiver als von dem Basilikum, das es in kleinen Töpfen zu kaufen gibt. Seine Wirkung beruht auf seinen **Gerbstoffen** und seinem Anteil an **ätherischem Öl**, was sich positiv auf die **Schleimhäute der Lunge (hustenlindernd) und des Verdauungstraktes (blähungslindernd)** auswirkt. Er ist auch als Tee zu verwenden, soll Migräne verhindern und Nerven beruhigen.

Bohnenkraut ist meist wegen seiner **blähungsverhindernden** Wirkung als Beigabe zu grünen Bohnen sowie anderen Hülsenfrüchten oder Kohlarten bekannt. Weniger bekannt dürfte seine gute Wirkung bei leichten **Durchfällen und Darmkoliken** sein. Früher wurde es auch als Pfefferkraut bezeichnet und wie Pfeffer in der Küche verwendet, also für Gurken- oder Kartoffelsalat oder Suppen und Saucen.

Chili oder Peperoni sind kleine rote oder grüne Paprika, welche durch ihren hohen Gehalt an Capsaicin besonders scharf sind. Die Würze löst sich am besten in Fett, weshalb Chilischoten in Ölflaschen sehr beliebt sind. Die Schärfe wirkt durchblutungssteigernd, tötet Krankheitserreger ab, belebt den Stoffwechsel und hilft, äußerlich angewendet, bei Schmerzen.

Dill wird nicht nur zum Einlegen von Saurem verwendet, sondern auch frisch. So soll er **Blähungen verhindern, den Appetit anregen (auch den Milchfluss bei Wöchnerinnen), förderlich bei Gurkensalat und harntreibend** sein. Laut Volksmedizin ist er auch als schlaffördernder Tee zu verwenden.

Estragon wird meist nur an Salaten verwendet, gern gesehen ist aber auch ein **Zweig in der Essigflasche**. Er lässt sich als Tee verwenden, besonders bei **Verdauungsstörungen**.

Fenchel wirkt ähnlich wie Basilikum auf die Schleimhäute von Lunge und Verdauungstrakt. **Fencheltee gegen Blähungen bei Kleinkindern ist allgemein bekannt.** Meist werden die kleinen Früchte für Süßspeisen verwendet und die Knollen als Salat oder Gemüse. Fenchelgrün passt besonders zu Gerichten aus Hülsenfrüchten.

Knoblauch ist in unseren Breitengraden sehr umstritten, stört doch häufig der typische Geruch, der bei der Bearbeitung erst geweckt wird. Eine unverletzte Knoblauchzehe riecht kaum, es sei denn, sie ist am Austreiben. Dabei sind gerade die Schwefelverbindungen, die beim Zerschneiden oder Zerreiben entstehen, verantwortlich für die bakterienhemmende Wirkung. Knoblauch ist reich an **Selen**, einem neu entdeckten Antioxydanz, das uns im Kampf gegen freie Radikale hilft. Seine **cholesterinsenkende** Wirkung behält Knoblauch auch beim Kochen. Es ist erwiesen, dass Knoblauch **blutdrucksenkend und schleimhautdurchblutend** wirkt. Die **Gallenabsonderung** wird gefördert und die **Darmbakterien** in ein natürliches Gleichgewicht gebracht, Wirkstoffe des Knoblauchöls werden alsbald wieder über Lunge und Haut ausgeschieden, sehr zum Leidwesen derer, die ihn nicht mögen.

In dem Buch „**Nutze die Heilkraft unserer Nahrung**" von Dr. Ernst Schneider **wird Knoblauch bei folgenden Krankheiten empfohlen:** Magen- und Darmkatarrh mit Durchfällen und Verstopfung, Darmtuberkulose, Blähungen, akute und chronische infektiöse Darmkatarrhe, Koliken, Dick- und Mastdarmentzündungen, Diarrhöe (Durchfall), Gärungsdyspepsie, nervöse Darmkatarrhe, Appetitlosigkeit, Leber- und Gallenleiden, Amöbenruhr, Cholera nostras, Cholera asiatica, Typhus und Paratyphus. Luftröhrenkatarrh, Lungenblähung, Lungentuberkulose und Lungengangrän als zusätzliches Hilfsmittel, Lungenasthma, Bronchiektasen, Bluthochdruck, Arterienverkalkung, Herzmuskelschwäche, Herzkranzgefäßverkalkung, Nikotinvergiftung, bei Spul- und Fadenwürmern.

Jean Carper berichtet in ihrem Buch „Nahrung ist die beste Medizin", dass Plinius der Ältere, ein römischer Beamter und Naturhistoriker, Knoblauch als **Mittel gegen 61 (!) Krankheiten** empfohlen hätte. **Knoblauch war vor der Zeit der Erfindung der Antibiotika das bevorzugte Mittel bei bakteriellen Infektionen und wird es vielleicht wieder, wenn die Resistenz gegen Antibiotika weiterhin fortschreitet.**

Koriander ist bei uns weniger bekannt, in anderen Ländern wird seine **nervenstärkende und verdauungsunterstützende** Wirkung geschätzt, beispielsweise in Südamerika. Ich habe frischen Koriander erst in Portugal kennen und lieben gelernt. Er wird hier in dicken Bündeln frisch auf dem Markt verkauft und so häufig verwendet wie in Deutschland die Petersilie, der er ähnlich sieht. Koriandersamen finden wir in Gewürzmischungen, Weihnachts- und Brotgebäck sowie bei Curry- und Chilipulver. Er eignet sich zum Entgiften von Schwermetallen, siehe Rezeptteil.

Kresse wird heute auch in kleiner Verpackung in allen Geschäften biologisch vollwertig angeboten, selbst in großen Ladenketten. Die Verwendung als Brotaufstrich oder als Zugabe für Salate ist allgemein bekannt. Sie ist Vitamin-C-haltig und eine richtige **Vitaminbombe im Winter**. Kresse lässt sich selber ziehen, siehe unter Keime und Sprossen.

Kümmel wird wegen seiner **Magen anregenden, gleichzeitig aber auch Darm beruhigenden** Wirkung verwendet. Kein Kohl (als Sauerkraut oder Gemüse/Salat) ohne Kümmel, aber auch bei Käse, Brot oder Fleisch ist Kümmel gut. Kreuzkümmel, **Cumin**, sieht ähnlich aus, ist aber ein völlig anderes Gewürz, das mehr im Asiatischen/Orientalischen verwendet wird, z.B. für Falafel und Brot.

Liebstöckel, oft als **Maggikraut** bezeichnet, wird ähnlich wie Sellerieblätter als **Universalwürze** verwendet und passt gut zu Gemüseeintöpfen. Es wirkt **harntreibend** bei Herz- und Nierenleiden sowie **positiv bei fehlender Magensäure**. Es lässt sich auch als Tee verwenden.

Lorbeer in Suppen und bei Fisch ist eine gute **Verdauungshilfe**. Die Blätter werden in einem Leinensäckchen/Tee-Ei mitgekocht und vor dem Servieren rausgenommen.

Majoran ist nicht nur ein gern gesehenes Gewürz bei Bratkartoffeln und Fleisch, da er bei **Verdauungsschwäche** hilft, sondern als Tee wirkt er **schleimlösend, wassertreibend, schweißtreibend, schmerzstillend, krampfstillend, beruhigend und milchbildungsfördernd.**

Melisse, auch Zitronenmelisse genannt, hat als Öl eine ähnliche Wirkung wie Pfefferminzöl. Sie wirkt als Tee **beruhigend, nervenkräftigend und schlaffördernd, krampflösend und herz- und gebärmutterstärkend.** Ihre frischen Blätter können wie Zitronenbeigabe verwendet werden.

Muskatnuss, eigentlich der Kern einer Frucht, sollte in keinem Kartoffelbrei fehlen, aber nur sparsam verwendet. Sie wirkt **verdauungsfördernd und magenstärkend.** Sie wird gerne zusammen mit Kardamom, Zimt, Nelken und Ingwer als Weihnachtsgewürz gemischt. Der weiße Belag an der Nuss ist Kalk, um Insekten abzuhalten.

Oregano, Dost oder wilder Majoran, ist ein typisches Gewürz der Mittelmeerküche. Er passt gut zu allen Tomatengerichten und sollte die letzten Minuten mitgekocht werden. Als Tee hilft er bei **Magen-, Leber- und Milzbeschwerden.**

Petersilie, egal ob kraus oder blättrig, ist jedem geläufig und das ganze Jahr über in Geschäften und auf dem Markt erhältlich. Reich an **Vitamin C** ist vor allem ihre **wassertreibende** Wirkung bekannt, was von Herz- und Nierenkranken gleichermaßen geschätzt wird. Ihre nebenwirkungs-freie Hilfe bei **Insektenstichen** ist bekannt, ihre Verwen-dung als **basenüberschüssiger Tee** aus frischen Kräutern ist noch viel zu wenig bekannt. Während die Blätter nur frisch verwendet werden sollten, eignen sich Stängel und Wurzel zum Mitkochen. Bei Wurzelpetersilie werden nur die Wurzeln verwendet.

Rosmarin soll eine **vierfache Heilungswirkung** haben: auf den Magen-Darm-Kanal (anregend, krampflösend, antibakteriell), auf das Kreislaufsystem, auf das Nierensystem (harntreibend) sowie durchblutungsfördernd auf die Geschlechtsorgane. **In der Schwangerschaft sollte auf ihn verzichtet werden.** Für die Rheuma- und Gichtkranken ist er ein willkommenes Heilmittel. Frisch und getrocknet passt er, gering dosiert, als Gewürzpflanze u.a. bei Salaten.

Salbei ist nicht nur bekannt als Heilmittel bei **Zahnfleischentzündungen oder als Hustentee**, sondern auch als Mittel gegen übermäßige **Schweißbildung**. Die Blätter haben als Gewürzmittel in Salaten und vielen Speisen eine stärkere Wirkung, wenn sie getrocknet sind, als im frischen Zustand.

Schnittlauch ist ähnlich beliebt wie Frühlingszwiebeln und im frischen Zustand am besten zur **Blutreinigung, zum Appetitanregen und als reicher Vitamin C-Spender sehr beliebt.** Er ist nur frisch, **nicht erhitzt** zu verwenden. **Die Blüten sind essbar!**

Thymian oder auch **Quendel** genannt, wird getrocknet oder frisch verwendet, eignet sich gut in Kombination mit Petersilie. Es wird ihm eine **starke desinfizierende** Wirkung bei **Infektionen im Magen-Darm-Trakt, der Lunge, den Harnorganen und bei Wurmerkrankungen** zugeschrieben. Er ist gut als (Husten-)Tee zu verwenden.

Zwiebeln sind sowohl **Gewürzkräuter als auch Gemüse.** Wie der Knoblauch hat die Zwiebel **ein ätherisches Öl**, das besonders beim Schälen einen Reiz auf die Tränendrüsen, aber auch auf Organe des Verdauungskanals wie Leber und Bauchspeichel ausübt. Dass die Zwiebel selbst ebenfalls ein pflanzliches Hormon enthält, das einen krankhaft erhöhten **Zuckergehalt des Blutes herabsetzen** kann, ist weniger bekannt. Sie wirkt **blutbildend, blut- und cholesterinsenkend und blutverdünnend.** Sie ist ein bewährtes Mittel bei Spul- und Madenwürmern und reich an **Vitamin B und C.** Ihre positive Auswirkung auf die Atmungsorgane wurde früher mehr als heute geschätzt und als **Zwiebelsirup bei Husten und Erkältungskrankheiten** eingesetzt. Als erstes Hilfsmittel bei Insektenstichen wird sie auch heute noch empfohlen. Sie enthält **Quercetin, ein geschätztes Antioxydanz, das krebsverhütend sein soll.**

Weniger bekannte Salatbeigaben sind folgende Pflanzen:

Brunnenkresse: Sie wirkt blutreinigend, vor allem bei Hautausschlägen, und appetitanregend.

Brennnessel: Man kann den gepressten Saft von jungen Trieben unverdünnt einnehmen, aber auch die blanchierten Blätter zum Salat, zur Suppe verwenden. Die Brennnessel ist eine der kalkhaltigsten Pflanzen und hilft beim **Entsäuern und Entschlacken.** Auch soll sie zur Blutbildung beitragen. Nicht ganz so stark in ihrer Wirkung ist die weiße Taubnessel. Gut als Tee oder Gemüse zu verwenden.

Gänseblümchen: wirken harntreibend und sind blutreinigend. Gut als Tee zu verwenden, der blutdrucksenkend und leberanregend wirkt. Auch wird ihm eine schmerzstillende Wirkung nachgesagt. Die Knospen eignen sich als falsche Kapern und die Blüten als würziger Brotaufstrich.

Löwenzahn: Der im Volksmund auch bekannte Ausdruck „Bettseicher" deutet zweifelsohne auf seine harntreibende Kraft hin. Auch hilft er bei Leber-, Galle- und Magenbeschwerden. Verwendung finden im Frühjahr die Blätter als Salat, Gemüse oder Tee, auch die Knospen sind essbar. Vom milchigen Saft des Stängels sollte man sich zurückhalten, es könnte zu Bauchschmerzen führen.

Sauerampfer: Nur wer zu Nierensteinen (Kalziumoxalatsteine) neigt, sollte ihn meiden. Er lässt sich wie Spinat zubereiten, köstlich ist eine Suppe aus Sauerampfer. Ansonsten ist er eine gute Geschmacksverbesserung, wirkt blutreinigend und harntreibend. Ich erinnere mich, dass Sauerampfer eine Zeitlang zu den Lieblingsfrühjahrspflanzen bei einem meiner Söhne gehörte. Ein Zeichen, dass sein Organismus dies gebraucht hat.

Wegwarte oder Zichorie: Als Kaffee-Ersatz ist die Zichorienwurzel im „Kathreiner" früher allgemein bekannt gewesen. Ihre Blätter können verwendet werden, und die Inhaltsstoffe wirken verdauungsfördernd.

Weitere frische Kräuter, die heutzutage auf dem Markt angeboten werden, sind: **Löffelkraut** (Vitamin-C-reich, enthält Bitter- und Gerbstoffe), **Rucola** (schmeckt erdnussartig), **Portulak** (für Salat oder Spinat, sehr reich an Provitamin A und B 1 und B 2). Am Anfang ein wenig gewöhnungsbedürftig ist es, **Kapuzinerblüten** nicht nur als Garnierung anzusehen, sondern die Blüten auch zu essen. Nur sollten es nicht zu viele auf einmal sein.

Für alle Pflanzen lässt sich sagen, dass ihre Vorteile und ihre Heilwirkung in der Volksmedizin seit vielen Jahren bekannt waren. Früher kannte man zwar keine Einzelheiten über ihre positive Wirkung und ihre Inhaltsstoffe, aber es war allgemein bekannt, dass die frischen grünen Kräuter nicht nur beim Essen als Augenschmaus dienten. Heute, im Zeitalter der Analysen und immer differenzierterer wissenschaftlicher Methoden, können wir ihre vielfältige Wirkung nachweisen. Wir wissen, die **grünen Kräuter sind reich an Vitaminen, Mineralstoffen, Spurenelementen und vielen bioaktiven Substanzen, die nützlich für unsere Gesundheit sind.**

Sie sind das beste Beispiel für lebendige Nahrung aus der Küche der Natur!

Keime und Sprossen

In der modernen gesundheitsbewussten Küche wird immer mehr zu **Keimen und Sprossen** als wertvoller Ergänzung von Vitaminen zurückgegriffen. Im Grunde ist es ganz einfach, Getreide, Alfalfa (Luzerne), Kichererbsen, Kresse, Leinsamen, Linsen, Radieschen, Senf, Sonnenblumenkerne, Soja- oder Mungobohnen keimen zu lassen. Alles, **was ein grünes Blatt entwickelt, darf im Hellen keimen, was zur Keimung den Schutz der Erde benötigt, liebt die Dunkelheit.**

Alle Samen lieben **Wasser und Wärme.** So sollte man sie eine Nacht einweichen, das Wasser am nächsten Tag abgießen (auffangen und zum Blumengießen weiter verwenden) und mit frischem Wasser abspülen. Man benötigt nicht unbedingt ein spezielles **Keimgerät.** Wenn man es hat, ist dies natürlich vorteilhaft. Man kann sich aber auch behelfen mit einem Glasgefäß mit Schraubverschluss, in dessen Deckel man Löcher bohrt oder das man mit Mull abdeckt. Nun braucht man das Keimgut nur jeden Morgen und Abend abzuspülen, das Glas mit Inhalt auf dem Kopf stehen zu lassen, damit das Wasser ablaufen kann und darauf zu warten, dass sich etwas regt. Bei einem guten Keimgut wird der Erfolg nach 3 - 4 Tagen sichtbar sein, und die Sprossen oder Keime bald auch zum Verzehr geeignet sein. Sojabohnen sollten 5 - 6 Tage keimen, damit sich gewisse hemmende Inhibitoren abgebaut haben und sie bekömmlicher werden. Manche Samen wie Kresse, Radieschen oder Senf wachsen besser auf angefeuchtetem Küchenkrepp.

Es bietet sich an, immer Radieschensamen unterzumischen, da diese eine fungizide Wirkung haben, d.h. auch bei längerer Keimzeit bilden sich keine Pilze, was sonst sehr schädlich sein könnte. Heutzutage ist es möglich, fertig gekeimte Samen und Sprossen in Bioläden zu kaufen. Das erspart viel Arbeit. Aber auch hierbei sind ein baldiger Verbrauch und die Aufbewahrung im Kühlschrank angesagt.

Keime und Sprossen sind reine Vitaminbomben und besonders in der Winterzeit als natürliche Ergänzung der täglichen gesunden Ernährung aus der Küche der Natur zu empfehlen. Die im Samen enthaltenen Vitalstoffe, welche die ganze Kraft der neuen Pflanze in sich tragen, kommen beim Keimen in kompakter Form auf kleinstem Raum in optimaler Verfügbarkeit für den menschlichen Organismus zum Tragen. Eine gesündere Kost gibt es nicht!

Pilze

In einer basischen Kost nehmen auch die **Pilze,** die Fruchtkörper der feinen Fadengeflechte, einen großen Raum ein. Sie sind mineralstoffreich, wirken entwässernd und stärken durch ihren Vitamin-B-Gehalt die Nerven. Seitdem wir mit Ostdeutschland wieder vereint sind, kann man auch mehr über das Pilzesammeln und Verwerten lesen. Zu sehr hatten wir uns meistens schon nur noch auf Champignons aus dem Supermarkt verlassen. Der Reichtum der Pilze in der Natur ist groß, nur sollte man sich mit „Wild"-Pilzen auskennen. Nicht immer helfen schlaue Bücher weiter. Empfehlenswert ist, professionelle Hilfestellung in Beratungsstellen in Anspruch zu nehmen, bis man selber Profi ist.

Oft werden Pilze nur als Parasiten bezeichnet, da sie zu ihrer eigenen Ernährung fertige organische Substanzen wie Wurzeln von Bäumen benötigen. Es gibt aber auch **gute „Symbionten",** Pilze, die mit Nadel- und Laubbäumen friedlich zusammen leben, ohne sie zu schädigen.

Für Chinesen sind Pilze ein Symbol für langes Leben, deshalb finden wir in der asiatischen Küche viele Gerichte mit Pilzen. Bei uns sind asiatische Pilze weitgehend nur als Trockenpilze zu kaufen. Sie lassen sich leicht in der Küche weiter verwenden, nachdem sie eingeweicht waren. Für alle heimischen Pilze gilt, je kürzer der Transportweg, desto besser für den Verbrauch. Pilze sollten frisch gegessen werden. Sie sollten eine glatte, nicht schmierige Oberfläche haben, knackig sein und leicht brechen. Sind sie älter, biegen sie sich gummiartig und der Daumendruck ist deutlich als dunkler Fleck zu sehen. Pfifferlinge, Steinpilze, Maronen, wer kennt nicht diese Köstlichkeiten! Leider sind Pilze seit Tschernobyl teilweise immer noch belastet. Da helfen manchmal wirklich nur Zuchtpilze, deren Angebot ständig zunimmt, allen voran **Champignons, Austernpilze und Egerlinge**. Gezüchtet werden sie meistens auf einem Substrat, dem u.a. auch tierische Substanzen beigemengt wurden. Neu ist, dass diese vegetarische Delikatesse jetzt auch auf vegetarischem Untergrund hergestellt wird.

Sie können sich derartige Substrate auch schicken lassen. Meist ist es ein Sägemehl, gemischt mit Mais, Kalkstein und Weizenkleie, bei dem bei richtiger Pflege eine Pilzbrut angesät und nach einiger Zeit auch die leckeren Pilze geerntet werden können. Ich habe es schon selber ausprobiert, allerdings wurde damals das Substrat schon mit der ersten Anzucht geliefert.

Immer mehr auf den Markt drängt der **Shiitake-Pilz**, **(0 – A – B + AB -)** der ursprünglich aus Japan stammt. Er schmeckt ähnlich wie ein Steinpilz, hat Lamellen und eine hellbraune Farbe. Er sollte wie andere Pilze auch nicht gewaschen werden. Dem Shiitake-Pilz wird eine tumorhemmende Wirkung zugesprochen. Manche sagen, man solle davon nicht mehr als einen Pilz täglich essen. Etliche Ärzte empfehlen diesen Pilz als Zusatz bei der Chemotherapie in der bestrahlungsfreien Zeit.
Den **Austernseitling**, manchmal wegen seines Geschmacks auch als **Kalbfleischpilz** bezeichnet, gibt es heutzutage ebenfalls bereits in Supermärkten, wenn auch nicht unbedingt in Bio-Qualität. Er schmeckt gegrillt oder gebraten gut.

In der TCM, der Traditionellen Chinesischen Medizin, werden etwa 80 Pilze als Heilmittel eingesetzt, sie sollen Herz und Geist beruhigen, Feuchtigkeit aus dem Körper ausleiten und immunstimulierend sein und bei Schlafproblemen helfen..

Fassen wir zusammen:

-Es gibt nichts Gesünderes zu essen als reifes, mineralstoffreiches, rückstandfreies Obst und Gemüse, frische Salate und grüne Kräuter, Keime und Sprossen, so wie die Küche der Natur sie uns schenkt.

- Mit dem Verzehr dieser Lebensmittel schützen wir uns gleichzeitig gegen alle nur denkbaren Krankheiten.

- Basische Lebensmittel aktivieren unser Immunsystem und erhalten unsere Darmgesundheit. Der Darm ist vergleichbar den Wurzeln eines Baumes, aus den Wurzeln und über sie schöpfen wir die Lebenskraft.

- Die basischen Lebensmittel sind optimal für die Ernährung bei Lebensmittelunverträglichkeiten und die Ernährung von Allergikern.

- Sie enthalten eine Fülle von Vitalstoffen. Eine Anreicherung unserer Nahrung mit tierischem Eiweiß ist nicht zwingend notwendig.

Für eine gesunde Ernährung ist eine reine Rohkost nicht notwendig, gedünstetes Obst und Gemüse ist in manchen Fällen verträglicher.

Die „Küche der Natur" bietet für jeden eine ausreichende Nahrungsquelle, wir müssen sie nur wieder wahrnehmen und unseren Instinkt wecken.

Hippokrates soll gesagt haben, dass unsere Nahrungsmittel unsere Heilmittel sein sollen. Möge Ihnen Ihre Ernährung mit basischen Lebensmitteln zum Heil, zur Gesundheit gereichen.

5. Getränke

Auf feste Nahrung können wir eine ganze Weile verzichten, auf Getränke weniger - und auf das Atmen überhaupt nicht. Aus diesem Grunde ist es sehr wichtig, sich auch mit der „flüssigen" Nahrung, den Getränken zu beschäftigen. Was ist gesund, was bekommt uns und was könnte uns eventuell schaden?

A. Säureüberschüssige Getränke

Säureüberschüssig sind leider viele Getränke, die sehr beliebt sind wie: Schwarzer Tee, Kaffee, Wein, Bier, Sekt, Likör, Schnaps. Das können Sie gut selbst überprüfen. Ein Abend im Kreis von Freunden beim Bier oder Wein lässt Sie im Augenblick fröhlich, am nächsten Morgen aber sauer sein. Ich zitiere gerne einen Verkäufer für Männer-Pissoirs. Er verkaufte mit Erfolg in Gaststätten und Restaurants eine automatische Spülung, die nur einsetzte, wenn saurer Urin auf das Becken traf. Auf meine Frage, was denn bei basischem Urin wäre, wusste er keine Antwort. In Häusern, in denen ständig Alkohol konsumiert wird, ist „man" wohl immer sauer und die automatische Spülung funktioniert einwandfrei. Was aber bei basischem Urin im Privathaushalt?

Schwarzer Tee ist säureüberschüssig, Kaffee meiner Ansicht nach auch. Aihara, der in seinem Buch über Säuren und Basen eine Synthese zwischen unserem westlichen Denken und dem östlichen Yin-Yang-Prinzip versucht, hält Bohnenkaffee für basenüberschüssig. Ich kann es schlecht ausprobieren, da ich keinen Kaffee trinke. Sie könnten aber mit Teststreifen kontrollieren, ob Kaffee Sie sauer macht. Das geht am einfachsten folgendermaßen: Trinken Sie morgens einmal nur Bohnenkaffee, sonst gar nichts, auch nichts essen! Nach zwei Stunden müsste der Urin basisch sein, wenn Sie über ein ausreichendes Depot an Basen verfügen, da durch den Kochsalzkreislauf, wie Sander ihn beschreibt, ein Überschuss an Basen entstanden sein muss. Wenn Sie kein ausreichendes

Basendepot haben, funktioniert der Test nicht, denn dann sind Sie von Natur aus schon sauer und alle aus dem Kochsalzkreislauf freigesetzten Basen wandern in die basophilen Drüsen wie Leber und Bauchspeichel, weil der Organismus sie wie ein Schwamm aufsaugt. Wenn Sie aber über ein ausreichendes Basendepot verfügen, sich einigermaßen im Säure-Basen-Gleichgewicht befinden, müsste der Urin basisch sein, falls die These von Aihara stimmt. Sie haben im Anhang meine Adresse. Teilen Sie mir Ihre Erfahrungen mit.

In meinen Kursen stelle ich immer wieder fest, wie schwer es Kaffeetrinkerinnen fällt, auf dieses aufputschende Getränke zu verzichten und welche Nebenwirkungen die Entzugserscheinungen haben, allen voran **Kopfschmerzen.** Wenn Sie irgendwelche Schmerzen, vor allem Kopfschmerzen haben, fragen Sie sich zuerst, **ob Sie genügend getrunken haben.** Meist verursacht ein **Flüssigkeitsdefizit** ein Zusammenziehen der Gefäße und somit Schmerzattacken. Durch die Zwischenlagerung der Säuren im Gewebe wird dem Organismus frei verfügbare Flüssigkeit entzogen, bemerkbar u.a. an Verstopfung oder geringem Speichel. **Schmerzen sind Säure-Zeichen!**

Falls Sie die Kopfschmerzen nicht aushalten können, versuchen Sie es erst einmal mit einem harmlosen Mittel. Nehmen Sie eine Basen-Tablette und legen sich diese in die Backentasche. Der Weg von der Mundschleimhaut zum Kopfschmerz ist am kürzesten und die Wirkung am schnellsten. Die Kopfschmerzen vergehen innerhalb kürzester Zeit. Ich hatte schon ganz phänomenale Erfolge bei Patienten. Im Gegensatz zu Medikamenten hat das Mittel keine Nebenwirkungen. **Je saurer der Speichel-pH-Wert, desto schneller löst sich die Tablette auf** und ist somit ein Zeichen Ihres aus dem Gleichgewicht geratenen Säure-Basen-Haushalts.

Wenn alle diese Getränke sauer machen, was sollen wir dann trinken? Nun, es gibt eine ganze Menge von gesunden Getränken, wie das kommende Kapitel zeigt.

B. Basenüberschüssige Getränke

Empfehlungen, täglich vier Liter zu trinken, halte ich für unrealistisch. Es mag Menschen geben, die das verkraften, aber wir alle arbeiten nicht auf dem Bau oder im Wald, leisten keine Schwerarbeit, schwitzen kaum und benötigen keine schwere Kost, die wiederum viel an Flüssigkeit zur Verstoffwechselung benötigt. Dennoch wissen die meisten aus eigener Anschauung, dass sie oft viel zu wenig trinken.

Viel zu trinken, damit meine ich etwa zwei Liter, ist sicher angebracht in Zeiten, da wir ganz gezielt entsäuern, entschlacken, entgiften. Die anfallenden Säuren müssen hinausbefördert werden. Das geht aber nur, wenn sie zuvor gelöst, dann neutralisiert und dann über die Nieren als Salze ausgeschieden werden können. Als Transportmittel eignet sich am besten **klares Wasser, so wie es aus der Erde kommt, rein, frisch, ohne Zusätze, ohne Chlor**. Wenn Sie die Möglichkeit haben, Ihr Wasser direkt von einer Quelle zu schöpfen, so nehmen Sie dieses Geschenk wahr. In manchen Gemeinden gibt es gefasste Quellen, welche vor allem von Öko-Freaks und Ausländern geschätzt werden.

Die Städter müssen meistens **Quellwasser** in Glasflaschen beziehen. Dabei möchte ich Ihnen raten, den pH-Wert zu kontrollieren. Je höher dieser ist, am besten über pH 7, dem Neutralpunkt, desto besser eignet sich das Wasser für eine Entschlackungskur, aber auch als tägliches Trinkwasser. Die mit Kohlensäure versetzten Wasser sind, wie der Name schon sagt, alle durch die beigesetzte Kohlensäure sauer und zum Entsäuern weniger geeignet. Die Kohlensäure muss entweder durch Aufstoßen aus dem Magen oder als Gas durch den Darm oder durch Diffusion ins Blut über die Lungen vom Körper wieder ausgeschieden werden. Leider ist es zu einer Modeerscheinung geworden, sich derartiges „Sprudelwasser" selbst preiswert mit Hilfe von Patronen herzustellen. Ich rate davon ab.

Häufig wird vor einem zu hohen **Natriumgehalt im Mineralwasser** gewarnt. Das ist nur zum Teil richtig, denn das Natrium kann sich entweder mit dem Chlor (Cl-) zu Natriumchlorid, dem Kochsalz verbinden, oder es geht chemisch eine Verbindung mit dem Hydrogencarbonat (HCO^3-) ein. Dann entsteht Natriumhydrogencarbonat, welches basisch ist und bei der Entsäuerung hilft. Sie können es am Geschmack merken. Wenn das Wasser salzig schmeckt, verzichten Sie lieber darauf. Schmeckt es trotz eines hohen Natriumgehaltes nicht nach Salz, hilft es beim Entsäuern und Entschlacken.

Salzsensitive Menschen, die auf einen erhöhten Salzkonsum mit Wassereinlagerungen im Körper, vor allem in den Beinen, reagieren, sollten mit Kochsalz, vorsichtig sein. Ich möchte Ihnen empfehlen, sich **auf Ihren Instinkt zu verlassen**. Wenn Ihnen das stark salzhaltige Wasser schmeckt, so trinken Sie es. Es kann sein, dass Sie viel geschwitzt haben, deswegen das Getränk mögen und das Salz brauchen. Wenn aber Ihr Instinkt dieses Wasser ablehnt, so greifen Sie lieber zu einem anderen gesunden Basen-Getränk.

Eine besondere Art des Trinkwassers stellt das sogenannte **Ayurveda-Wasser** dar. Damit bezeichne ich ein Wasser, dessen Rezept zur Herstellung aus dem Ayurvedischen, der fernöstlichen Heilslehre stammt. Sie lassen ungechlortes Wasser etwa 15 Minuten vor sich hin köcheln. Dabei bildet sich am Topfboden ein Belag aus Mineralstoffen, die ausgekocht wurden, vor allem Calcium. Dann gießen Sie das heiße Wasser in eine Thermoskanne und trinken davon den Tag über verteilt, je nach Bedarf, am besten jede Stunde oder sogar jede halbe Stunde. Es genügen wenige Schlucke, um einen kleinen Reiz zu setzen, der überflüssiges Wasser aus dem Körper ausschwemmt.

Wenn Sie an unsere früheren Küchenherde denken, dann finden Sie dort bei den Wasserbehältern das gleiche Prinzip. Jeder Herd hatte ein Wasserschiffchen, in dem den ganzen Tag über das Wasser vor sich hin köchelte und bei Bedarf zur Verfügung stand.

Diese Wasserschiffchen hatten einen dicken Belag angesetzt, Mineralstoffe hatten sich abgelagert.

Ein wenig ähnelt das Ayurveda-Wasser dem **destillierten Wasser**, das in Amerika propagiert und auch bei uns angeboten wird. Offensichtlich gelingt einem „reinen" Wasser, frei von Mineralstoffen, der Abbau von Ablagerungen in unserem Organismus besser. Dennoch, mir liegt es nicht, destilliertes Wasser zu trinken. Ob dabei Ängste aus meinem früheren Chemieunterricht mitspielen, bei dem wir vor der Schädlichkeit des destillierten Wassers als Getränk gewarnt wurden, vermag ich nicht zu sagen. Für mich ist das „Ayurveda-Wasser" eine echte, noch dazu die bessere Alternative.

Wenn es Ihnen schwer fällt, pures Wasser zu trinken, so geben Sie einige **Tropfen Zitronensaft** hinein oder eine **Scheibe Ingwer** oder **ungespritzte Zitronenschale**. Auch Wasser mit einer homöopathischen Anreicherung aus einer selbst zubereiteten Sole kann angenehm und gesund sein, wenn man sonst mit Salz zurückhaltend ist.

Als Transportmittel und erst einmal als Mittel, die Säuren zu lösen und zu neutralisieren, eignet sich aber auch das basenreiche Wasser, das im reifen Obst oder wasserhaltigen Gemüse gebunden ist. Von daher stammt die Empfehlung, reifes Obst, Salate, Sprossen oder viel Gemüse zu essen. Diese bringen die besten Voraussetzungen, weil sie nicht nur die notwendige Flüssigkeit zum Ausschwemmen bringen, sondern zusätzlich den erforderlichen Basenreichtum zum Neutralisieren.

Natürlich könnte man auch **Obst- oder Gemüsesäfte** anstelle vom natürlichen Lebensmittel zu sich nehmen. Aber die Säfte sind, auch wenn die Hersteller sich noch so viel Mühe geben und zu hohe Temperaturen bei der Herstellung vermeiden, eben nur **Teilprodukte**, und nicht mehr ganz vollwertig. Beim Orangensaft ist beispielsweise weniger Vitamin C im Saft als im Pressgut, das meist weggeworfen wird. **Säfte sollten immer verdünnt**

werden; am besten mit lauwarmem, magenfreundlichem Wasser, selbst beim strengen Saftfasten. Sie könnten zwar den Saft von einem Kilo Orangen/Möhren hintereinander trinken, aber kaum ein Kilo Früchte auf einmal essen. Fruchtsäfte sind in ihrem Nährstoffgehalt reine Nahrungsbomben mit starker Wirkung auf die Bauchspeicheldrüse.

Oft sind homöopathische Dosen einer Substanz wirkungsvoller, so auch beim Tee. Köstlich ist ein **Tee**, bei dem Sie die Schale einer unbehandelten Zitrone oder Orange mit heißem Wasser übergießen. Dieses Rezept habe ich in Portugal kennen gelernt, wo Sie überall einen „**Cha de Limão**" bestellen können.

Auch **Ingwerscheiben**, überbrüht mit heißem Wasser, schmecken sehr gut und sind sehr anregend, da Ingwer das innere Feuer (Agni) entfacht. Eine Mischung aus Ingwertee und Zitronenschalentee schmeckt manchen besonders gut. Ebenfalls kann eine Mischung aus Grünem Tee mit der Schale einer unbehandelten Zitrone für einige eher ein Kaffee-Ersatz sein als der Grüntee pur. Wovon ich Ihnen aber **abraten** möchte, sind die **Teesorten, die aromatisiert** auf den Markt kommen. Denken Sie immer an den Satz: „**Lasst die Nahrung so natürlich wie möglich!**"

Allgemein bekannt sind **Pfefferminz-, Kamille-, Zitronenmelisse-, Fenchel- oder Kräutertee**. Ein Spezialtee, der zum Entsäuern entwickelt und von vielen nachgemacht wurde, ist der 7x7 Kräutertee von Orgon. **Vermeiden sollten Sie Früchte-, Hagebutten- und Malventee**, diese sollen säurebildend wirken.

Sehr entschlackend und gesundheitsfördernd sind alle Tees aus grünen Kräutern wie **Petersilie, Dill, Liebstöckel, Hafer wie im Kräuterkapitel beschrieben**. Beim **Matetee** habe ich den Eindruck, dass er verstopfend wirkt. Sicher haben auch **Pu Erh-, Lapacho- oder Rooibuschtee** ihre guten Seiten, aber auch für Teesorten gilt, dass wir weitgehend Einheimisches trinken sollten.

Eine Ausnahme mag dabei der basische **Grüne Tee** bilden. Der Grüne Tee wird, wie der Name sagt, grün geerntet und nicht fermentiert. Es wird empfohlen, ihn nur mit etwa 70 Grad heißem Wasser aufzugießen, den ersten Aufguss wegzuschütten und erst den zweiten Aufguss zu trinken. Warum? Ich erkläre es mir so: Auch der Grüne Tee hat Stoffe, die weniger bekömmlich sind, diese können mit dem ersten Aufguss abgegossen werden. Der zweite Aufguss sollte nur drei Minuten ziehen. Ich gieße Grünen Tee mehrfach auf und fülle den nächsten Aufguss in eine Thermoskanne, so dass immer genug zu trinken da ist, auch für eventuelle Gäste. Wird er nicht benötigt, freuen sich die Pflanzen im Garten.

Nach der **chinesischen Organuhr**, einer Zusammenfassung der Tageszeiten, da unsere Organe auf Hochtouren arbeiten, ist die Zeit zwischen **15 und 17 Uhr** die Blasenzeit und zwischen 17 und 19 Uhr die Nierenzeit. Ich kann mir gut vorstellen, dass die Engländer von ihren Fahrten nach China nicht nur den Tee, sondern auch die günstigste Zeit zum Teetrinken aus dem fernen Osten mitgebracht haben. Gewöhnen Sie sich diese **Tea-Time** an, Sie werden merken, wie gut Ihnen diese Ruhepause tut und wie wohl Sie sich mit Grünem, nicht Schwarzem (!) Tee fühlen.

Fassen wir zusammen:

- Bereits mit der richtigen Auswahl der Getränke lässt sich viel Gutes für den Körper und sein Wohlbefinden erzielen.
- Auch hierbei zeigt uns die „Küche der Natur" den einfachsten, preiswertesten Weg:
- Alles sollte so natürlich wie möglich sein.
- „Verstecktes" Wasser im Obst und Gemüse ist die beste, gesündeste Flüssigkeit, weil sie sehr basenreich ist.
- Trinken Sie ausreichend zum Entgiften, Entschlacken, Entsäuern.
- Achten Sie darauf, ob das Körpersignal „Hunger" nicht oft eine ungehörte Forderung zum Trinken ist!

III. Die basische Ernährung im Alltag

Wie sieht nun eine **basische Ernährung in der Praxis** aus? Die Verpflegung **in meinen Kursen**, ambulant oder stationär, sieht etwa folgendermaßen aus. Morgens gibt es basischen Tee mit einer Dattel oder Feige. Das Süße ist vor allem für all diejenigen wichtig, die es gewohnt sind, gleich morgens zu frühstücken und/oder deren Blutzuckerspiegel sehr niedrig ist. Nach den Atemübungen und einer leichten Gymnastik für die Gelenke, den Bauch, die Augen, die Chakren, kommt das erste basische Essen mit Salaten, Gemüsen, Kartoffeln, Erstpressölen, Avocado, Bauernbutter, Gewürzen wie Kräutersalz, Gomasio (Sesam mit Meersalz), Hefeflocken, gekeimten Sonnenblumenkernen u.a. Bei Personen, die an Pilzbefall im Darm leiden, oder wer sonst Appetit auf Sauerkraut hat, bekommt es morgens als erstes mit Kürbiskernöl und vielen frischen Kräutern, damit der pH-Wert des Darmes reguliert wird und sich Pilznester im Darm lösen.

Bei der Zubereitung der Mahlzeit wird darauf geachtet, dass das Prinzip „**Über-der-Erde-gewachsen**" plus „**Unter-der-Erde-gewachsen**" plus „**Blattgrün**" immer beachtet wird und dass die Augen und damit der ganze Mensch sich an der Farbenpracht der Speisen „**Rot-Gelb-Grün**" erfreuen kann. Auch muss die **Atmosphäre beim Essen** stimmen. Wenn Sie sich auf das Essen konzentrieren können, nicht abgelenkt sind durch Fernsehen oder zu lautes Sprechen, dann merken Sie, was Ihnen gut tut, was Sie brauchen. Schöne Musik bringt auch die Seele zum Schwingen.

Diese reichhaltige Mahlzeit hält bis zum Nachmittag gut vor. Am Nachmittag folgt wieder ein Tee, wie überhaupt den ganzen Tag über ausreichend getrunken werden muss. Gegen 17 Uhr erfolgt die zweite große basische Mahlzeit ähnlich der am Vormittag. Wer spät am Abend noch Hunger hat, kann noch ein Stückchen Obst knabbern, sofern er es verträgt. Wer wenig Hunger hat, begnügt sich mit einer basischen Suppe.

Ich selbst trinke normalerweise morgens erst Wasser und später einen Grünen oder Kräutertee. Früh am Morgen esse ich nichts, weil ich keinen Hunger habe und überzeugt bin, wir sollten nur essen, wenn wir auch das entsprechende Körpersignal empfangen. **Das soll aber nicht heißen, dass Sie ebenfalls nichts essen sollten.** Mir bekommt es besser, bis zum Mittag nur Obst zu essen. Je nach Jahreszeit, aber nach Möglichkeit nur eine Sorte. Am frühen Nachmittag gibt es eine basische Mahlzeit, nicht so reichhaltig wie im Kurs, und auch nicht immer nur völlig basisch. Ich mache aber die Erfahrung, wenn ich mal anders esse und vor allem, wenn ich Wein zum Essen trinke, habe ich am nächsten Tag mehr Hunger. Das signalisiert mir, dass ich ganz schnell wieder in eine basenüberschüssige Ernährung gehen muss, will ich nicht mit der Zeit bei anhaltendem säureüberschüssigem Essen irgendwelche länger andauernde Störungen in Kauf nehmen.

Für viele ist der Verzicht auf herkömmliche Frühstücksgewohnheiten mit Kaffee, Brot und Marmelade traumatisch. Wenn sie sich aber in einer Gemeinschaft in einem Kurs daran gewöhnt haben, ist das gar nicht mehr so schwer. Sie können in Zukunft auch zu Hause auf Kaffee verzichten, brauchen kein Marmeladenbrot mehr und merken, dass Kartoffeln schon zum Frühstück schmecken können. Nicht nur die Schweizer servieren Rösti am Morgen, auch in Deutschland war es bei der arbeitenden Bevölkerung früher üblich, bereits zum Frühstück Kartoffeln zu essen. Leider ist das in Vergessenheit geraten.

Aber nicht bei allen klappt das später im **häuslichen Umfeld** mit dieser Art der Verköstigung, und mir selber geht es auf Reisen auch oft so. Dennoch meine ich, je nach Leidensdruck, je nach dem, wie krank oder kränklich wir sind, wie sehr wir gezwungen sind, Säuren und Schlacken aus dem Körper abzubauen, desto ernster werden wir die Ernährungsweise, die Umstellung auf eine basische Kost nehmen müssen. Das kann so weit gehen, dass Sie den Morgen schon mit Tee und Trockenfrüchten beginnen oder mit einer basischen Mahlzeit oder mit einem Gemüsesüppchen. Die Suppe lässt sich übrigens leicht in einer Thermoskanne mit ins Büro nehmen!

Mit der Zeit wird Ihnen auffallen, dass Sie, wenn Sie mal einen Tag „falsch" gegessen haben, d.h. alles durcheinander mit viel tierischem Eiweiß, am nächsten Tag ständig da und dort „suchen" und nicht satt werden. Um wieder ins Gleichgewicht zu kommen, benötigen Sie viel mehr basenüberschüssige Lebensmittel als sonst, um satt zu werden. Sind Sie wieder in der Base, färbt sich der Urin-Teststreifen dunkel als Zeichen des Basenüberschusses, und dann geht es Ihnen wieder besser, sie fühlen sich wieder wohl. Das Schöne ist, **Sie können jeden Tag wieder mit neuem Schwung in diese Ernährungsart einsteigen, ohne sich irgendwelche Vorwürfe zu machen oder das Gefühl zu haben, eine „Diät" unterbrochen oder „gesündigt" zu haben.**

Am Anfang werden Sie als **Hilfen** die aufgeführten **Rezepte** benötigen. Aber dies sind im Grunde genommen nur **Krücken**. Sie werden Ihre **eigenen Rezepte erfinden**, sich Ihre Lieblingsspeisen kreieren und/oder sich **orientieren am Angebot der Bio-Bauern**. Vielleicht lassen Sie sich das Gemüse wöchentlich ins Haus bringen, dann muss es aufgegessen werden, was ein sinnvoller „Zwang" ist.

Für diejenigen in der Familie, die auf Fleisch nicht verzichten wollen oder meinen, nicht darauf verzichten zu können, bringt der tägliche frische Salat eine gute Ergänzung, **das bissfeste Gemüse** einen gesunden Farbtupfer auf den Teller neben dem säureüberschüssigen Fleisch.

Aufgrund meiner langjährigen Erfahrungen möchte ich Ihnen folgende Tipps und Empfehlungen geben, die Ihnen helfen sollen bei der Umstellung auf eine basenreiche, gesunde Ernährung:

- **Beachten Sie den Kollathschen Grundsatz:
  „Lasst die Nahrung so natürlich wie möglich!"**
- Achten Sie auf eine basenüberschüssige Ernährungsweise mit vielen **Salaten, Gemüsen, reifem Obst, Kräutern, Keimen und Sprossen.**
- Pflegen Sie Ihren eigenen **Kräutergarten**, und sei es auf der Fensterbank.
- Verfeinern Sie mit **natürlichen Aromen** wie Anis, Fenchel, Ingwer, Muskat, Nelken, Orange, Pfeffer, Vanille, Zimt, Zitrone.
- Würzen Sie mit **frischen Kräutern** wie Basilikum, Beifuß, Bohnenkraut, Borretsch, Brunnenkresse, Dill, Estragon, Kerbel, Knoblauch Koriander, Kümmel, Liebstöckel, Lorbeer, Majoran, Meerrettich, Petersilie, Rosmarin, Salbei, Sauerampfer, Schnittlauch, Thymian, Wacholder, Ysop.
- Holen Sie Ihre Vitamine im Winter durch selbst gezüchtete **Keime und Sprossen.**
- Kaufen Sie **Produkte aus Ihrer Region** oder/und im Bioladen.
- Säubern Sie Lebensmittel erst kurz vor der Bearbeitung, zerkleinern Sie diese erst nach dem Waschen.
- Verwenden Sie die Gemüseabfälle für eine Brühe.
- Spülen Sie Salatblätter am besten im Ganzen unter fließendem Wasser und entfernen Sie den groben Strunk und die dicken Blattrippen, sie enthalten am meisten Nitrat.
- Essen Sie nach dem **Ampelprinzip: Grün - Gelb - Rot,** von allem etwas bei einer Mahlzeit.
- **Vermeiden Sie hohe Temperaturen.**
- Kombinieren Sie „Über-der-Erde-gewachsen" und „Unter-der-Erde-gewachsen" mit **Blattgrün** (Salaten) in einer Mahlzeit bei Verzicht auf tierisches Eiweiß.
- Essen Sie viel rohes, reifes Obst und wenig erhitztes, bissfestes Gemüse, **5 Portionen pro Tag.**
- Beginnen Sie eine Mahlzeit stets mit **Unerhitztem** oder nur gering Erwärmten, das aber vorher noch nicht gekocht war zur Vermeidung der Verdauungsleukozytose.
- Essen Sie Kartoffeln am besten mit der Schale oder als **Pellkartoffeln im Dampf** gekocht, nicht im Wasser ausgelaugt.

- **Dämpfen Sie das Gemüse** nur oder verwenden Sie ansonsten das Kochwasser mit den hochwertigen basischen Mineralstoffen.
- Verwenden Sie keine Töpfe/Pfannen, deren Beschichtung oder Emaillierung angeschlagen ist.
- Lassen Sie Speisen nicht unnötig lange auf dem Feuer stehen und vermeiden Sie das Wiederaufwärmen.
- Tiefgefrorenes Gemüse und Obst ist meist besser als aus Konserven, aber nicht so gut wie frisches.
- Kaufen Sie **Öle Ihres Vertrauens**, aus Reformhäusern, Naturkostläden oder beim Hersteller, frisch und schonend gepresst und ohne Zusatzstoffe.
- Bewahren Sie Öle in dunklen Flaschen auf, vermeiden Sie Luftzufuhr und Sonnenbestrahlung.
- **Essen Sie „Bauern-Butter" anstatt Margarine mit veränderten Fettsäuren.**
- Erhitzen Sie Fette nicht unnötig, am besten gar nicht.
- Essen Sie Fette aus der Küche der Natur als Nüsse und Samen.
- Wenn Sie Käse essen, dann essen Sie nur **Rohmilchkäse**.
- Holen Sie sich Ihre Milch möglichst beim Bauern.
- Belassen Sie Milch und Milchprodukte in ihrem natürlichen Fettgehalt.
- **Zur Kalziumversorgung greifen Sie zu Grünblattpflanzen wie Petersilie, Grünkohl, Kresse, Spinat oder zu Sesam, Gomasio, Mandeln und Haselnüssen.**
- Wenn Sie viel Brot oder/und Getreidespeisen essen, kaufen Sie sich eine **Getreidemühle** oder ein Zusatzgerät für Ihre Haushaltsmaschine und mahlen selber.
- Verwenden Sie nur das **ganze Korn** und Produkte daraus.
- **Seien Sie sparsam mit Zucker, vermeiden Sie Zuckerersatzstoffe oder Süßstoffe.**
- Achten Sie auf **versteckte Zucker**.
- Süßen Sie **alternativ mit Honig**, der nicht erhitzt werden sollte.
- Bei Hunger auf Süßes greifen Sie zu **Trockenfrüchten wie ungeschwefelten Rosinen, Feigen und Datteln.**
- **Schenken Sie Ihrem Kind Zeit, Zuneigung und Zärtlichkeit statt zähnezerstörendes Zuckerzeug.**

- Vermeiden Sie **Konservierungsstoffe, künstliche Aromen, künstliche Farbstoffe, Emulgatoren, Antioxydationsmittel, Säureregulatoren, künstliche Verdickungsmittel oder Geschmacksverstärker**
- **Trinken Sie ausreichend.** Achten Sie darauf, wenn Sie Hunger bekommen, ob dies in Wirklichkeit nicht ein Bedürfnis nach Flüssigkeit ist.
- Lassen Sie sich und der Familie Zeit bei der Mahlzeit.
- Sorgen Sie beim Essen für ein **ruhiges, angenehmes Umfeld** ohne Fernseher und Zeitung, und ohne belastende Themen
- **Essen Sie nicht zu spät, am besten vor 19 Uhr.**
- Um gesund zu bleiben, sollten Sie folgende Empfehlung beachten:

> - **Jeden Tag eine basische Mahlzeit**
> - **Jede Woche einen basischen Tag**
> - **Jeden Monat eine basische Woche**
> - **Jedes Jahr einen basischen Monat**

Eines Tages werden Sie merken, dass eine andere, eine nicht Basen-orientierte Ernährung Sie nicht mehr ständig reizt. Sie können auf das Gläschen Wein verzichten, Sie brauchen das Stück Kuchen oder das Stück Fleisch nicht mehr täglich, später kaum noch. Zwar nicht unbedingt für ewige Zeiten, aber mit immer größer werdenden Abständen.

Ich plädiere nicht dafür, dass Sie sich kasteien sollen, nein, **das Essen muss auch weiterhin schmecken und Freude bereiten**, vielleicht auch Spaß machen, aber nicht nur für einen kurzen Augenblick. Denn manchmal müssen wir eben erst den Verstand einschalten und uns fragen, was wichtiger ist: Spaß zu haben und hinterher gereizt/krank zu sein, oder Freude zu finden am einfachen Leben und gesund zu sein. Sie werden spüren, dass Sie sich mit einer basischen Kost immer gesünder und wohler fühlen. **Das Essen ist nicht mehr das Wichtigste in Ihrem Leben.** Sie werden feststellen, dass Sie mit einer ausgewogenen basischen

Kost **weniger Nahrung benötigen** und dass Ihre Gedanken nicht mehr ständig ums Essen oder den Kühlschrank kreisen. Sie werden sich wohler fühlen, da es Ihnen gesundheitlich besser geht und da Sie sich den Anforderungen des Alltags wieder besser stellen können, ihnen besser gewachsen sind. Sie können gelassener reagieren, wirken auf sich und Ihre Umgebung ausgeglichener und tragen so zur Harmonie und einem lebenswerten Leben in Ihrem Umfeld bei.

Wenn Sie trotzdem mal einen Streit vom Zaun brechen, können Sie sich fragen, was habe ich gegessen, was hat mich sauer gemacht, was habe ich falsch gemacht? Sie können den Grund dafür erst einmal bei sich und einer säureüberschüssigen Ernährung/Lebensweise suchen (und finden!)

Auf lange Sicht gesehen, lernen Sie loszulassen, sich zu trennen von Gewohnheiten oder eingefahrenen Gleisen. Sie können Seele und Geist öffnen. Das wirkt sich auf Ihr Allgemeinbefinden aus und Sie werden merken, wie Sie ein anderer Mensch werden, wie Sie in ein körperlich-seelisch-geistiges Gleichgewicht kommen.

Deswegen ist für mich – und hoffentlich bald für Sie – die **basische Kost die Basis für Gesundheit und Wohlbefinden, sie ist ein Geschenk aus der Küche der Natur.**

In meinem Buch „Hilf Dir selbst: Teil-Fasten mit Basischer Kost" beschreibe ich, wie ich vor 20 Jahren „**zufällig**" den Spruch kennen lernte:

„Nehmen und greifen kann ich seit meiner Geburt, Geben und Loslassen muss ich noch lernen."

Er blieb ständig vor meinem geistigen Auge, und die Ernährungsumstellung auf basische Kost hat mir bei der Veränderung meiner Denk- und Lebensweise sehr geholfen.

Sie haben jetzt „zufällig" dieses Buch in die Hände bekommen. Vielleicht sind auch Sie gerade auf der Suche? Da fällt es Ihnen zu! Wie sagte jemand so schön?

> **„Zufall ist das Pseudonym für Gott".**

Ich wünsche Ihnen, dass Sie weitere Zufälle in Ihrem Leben erleben und erkennen und die Kraft haben, den nicht immer leichten Weg einzuschlagen und mit Erfolg zu gehen.

- **zur Gesundheit mit Hilfe der basischen Kost,**
- **zur Gesundheit in eigener Verantwortung.**

-

                                  Herzlich

                                  Ihre

                                  Doris Wroblewski

Wenn Sie Lust und Zeit haben, schreiben Sie mir bei Gelegenheit, wie es Ihnen mit meinen Ratschlägen ergangen ist. Meine Anschrift und Mailadresse finden Sie auf der folgenden Seite.

V. Nützliche Adressen

HP Doris Wroblewski, Apartado 1121
P (ortugal) 8671 – 909 Aljezur
Tel. +351-282-997-007   Fax +351-282-997-008
Email: info@azidosetherapie.com
www.azidosetherapie-online.de   www.azidosetherapie.info

Für Öle Ihres Vertrauens:
Ölmühle Ditzingen
Johannes-Fuchs-Str. 5
D 71254 Ditzingen
Tel.: +49-7156–8249   Fax +49–7156-8372
www.oehlmuehle-ditzingen.de mail@oehlmuehle-ditzingen.de

Für Trockenfrüchte Ihres Vertrauens:
Dry fruit
Inhaber Götz Lück
Glockengasse 4
D 93047 Regensburg
Tel.: +49-941-56 01 69   Fax +49-941-56 59 40
www.dryfruit.de   info@dryfruit.de

Für Basentee und basische Bäder:
Jentschura International GmbH
Dülmener Str. 33
D 48163 Münster
Tel: +49-2536–3310 0   Fax +49-2536-3310 10
www.p-jentschura.de   info@p-jentschura.de

Für Basenmittel und Darmsanierung:
Dr. Jacob´sMedical GmbH
Rudolf-Dietz-Str. 13
D 65232 Taunusstein
Tel. 06128-48770
www.drjacobsmedical.de   info@drjacobsmedical.de

NATUR UND MEDIZIN
Fördergemeinschaft der Carl und Veronica Carstens-Stiftung
Am Deimelsberg 36
45276 Essen
Te. +49-201-56 305 70
www.naturundmedizin.de info@naturundmedizin.de

LVH Gesundheitskreis
Sylvia Collier
Hamburger Str. 29   Tel. +49-451-65 454
D 23795 Bad Segeberg
www.lvh-gesundheitskreis.de sylvia-collier@gmx.de

Hersteller von Rechtsregulat
Dr. Niedermaier Pharma GmbH
Taufkirchner Straße 59
D 85662 Hohenbrunn
Tel.: +49-89-66 07 97-0 Fax: +49-89-66 07 97-50
www.niedermaier-pharma.de   info@niedermaier-pharma.de

Kanne Brottrunk
Bäckerei Kanne GmbH
Im Geistwinkel 40
D 44534 Lünen
Tel.: +49-2306-75 66 00 Fax +49-2306-520 33
www.baeckerei-kanne.de info@baeckerei-kanne.de

Schrot&Korn (viele gute Rezepte)
www.bioverlag.de

Vegetarierbund
www.vebu.de

Einkaufsratgeber „ Essen ohne Gentechnik"
www.greenpeace.de

www.pilzgarten.de Bio-Pilze

VI. Literaturverzeichnis

Burgerstein, Lothar, Handbuch Nährstoffe, Haug Verlag 1997
Binder, Franz, Josef **Wahler,** Handbuch der gesunden Ernährungslehre , dtv 2002
Carper, Jean, Nahrung ist die beste Medizin, Econ Verlag 1995
D´Adamo, Peter, 4 Blutgruppen, vier Strategien für ein gesundes Leben, Piper Verlag, 1999
D´Adamo, Peter, Catherine Whitney, 4 Blutgruppen, Das Kochbuch für ein gesundes Leben, Piper Verlag 2000
Frühschütz, Leo, Soja, mit Rezepten von Judith Braun, bio verlag Schaafheim, ohne Jahr
Grusdew-Wroblewski, Doris, Alternatives Abnehmen - aber mit Vernunft, Selbstverlag vergriffen
Hittlemann, Richard, Das Yoga-Gesundheitskochbuch, Gondrom Verlag, 1983
Höhn, Wolfgang, Heilfasten mit Früchten, Knaur Verlag 1995
Jacob, Ludwig Manfred, RegEnergetik – neue Energie durch Regeneration, KIM, Komplementäre und Integrative Medizin 01-02/2009
Jentschura, Peter, Josef **Lohkämper**, Gesundheit durch Entschlackung, Selbstverlag 2000
Jörgensen, Hans-Heinrich, Ein Drahtseilakt des Körpers, „Naturarzt", Nr: 6/2001
Matejka, Rainer, Geheime Krankmacher, Knaur, 2002
Rauch-Petz, Gisela, Heilende Biostoffe aus dem Gemüsekorb, Südwest Verlag 1995
Sander, Friedrich, Der Säure-Basenhaushalt des menschlichen Organismus und sein Zusammenspiel mit dem Kochsalzkreislauf und Leberrhythmus, Hippokrates Verlag 1953//85
Schatalova, Galina, Heilkräftige Ernährung, Goldmann 2006
Schleip, Thilo, Richtig einkaufen bei Fructose-Intoleranz, Trias Verlag 2006
Schmiedel, Volker, **Augustin**, Matthias, Handbuch Naturheilkunde, Haug Verlag 1997
Schneider, Erich, Nutze die Heilkraft unsrer Nahrung. Saatkorn

Verlag Hamburg
Tebel-Nagy, Claudia, Praktisches Kursbuch gesunde Ernährung, Weltbild Verlag Augsburg 1998
Treutwein, Norbert, Übersäuerung - Krank ohne Grund? Südwest Verlag 1997
Vasey, Christopher, Das Säure-Basen-Gleichgewicht, Midena Verlag, 1996
Vegetarier Bund e.V. Studien mit Vegetariern 1987
Wendt, Lothar, Gesundwerden durch Abbau von Eiweißüberschüssen, Schnitzer Verlag
Wroblewski, Doris, Hilf Dir selbst! Teil-Fasten mit Basischer Kost, Entsäuern - Entschlacken – Entgiften, Books on Demand, Norderstedt 2009
Wroblewski, Doris, Übersäuerung, Patientenratgeber Nr. 32 Natur und Medizin 2002
Yakiro, **Tama**, Rezepte aus dem fernen Osten für einen gesunden und schlanken Körper, Heyne Verlag 1984
Yeager, Selene u.a. Ärztebuch der Heilkraft unserer Lebensmittel,

und viele weitere Bücher und Autoren, die mein Denken geprägt haben.

VII. Rezepte

Dieses Buch ist geschrieben **„aus der Praxis - für die Praxis"**. Daher widme ich ein abschließendes Kapitel den Hilfen im Alltag, den Rezepten. Da ich mich selbst kaum an vorgegebene Rezepte gehalten habe, verzichte ich in den meisten Fällen auf exakte Mengenangaben. Mit der Zeit werden Sie ihre eigenen Lieblingsspeisen entwickeln. **Seien Sie erfinderisch!** Ich bevorzuge meist für einige Zeit bestimmte Gerichte, dann erscheinen neue Favoriten. Nach der „Fünf-Elemente-Ernährung" sollten alle fünf Geschmacksrichtungen wie bitter, salzig, scharf, süß und sauer angeregt werden. Warum nicht grünen Salat mit Orangen, grünen Oliven in einer Soße aus Zitronensaft, Öl und scharen Gewürzen? Geben Sie Ihrer Phantasie freien Raum!

Avocado-Grundrezept herzhaft

Die Frucht halbieren, den Kern entfernen, mit einem Teelöffel (TL) die weiche Masse auskratzen und sofort mit Zitronensaft beträufeln, damit sie nicht braun wird. Je nach Geschmack mit Zwiebeln, Knoblauch, grünen Kräutern, Meerrettich, Meersalz, Gomasio und/oder Hefeflocken würzen und als Aufstrich oder zu Gemüsen oder als Grundlage für Salate verwenden.

Variation: **Avocado-Tofu-Dressing**

3 reife Avocados	250 g weicher Tofu
1 EL Zitronensaft	2 EL Olivenöl
1 zerdrückte Knoblauchzehe	Sojasoße, Kräutersalz

Alle Zutaten pürieren oder mit einer Gabel schaumig rühren. Möglichst bald mit frischen Kräutern verziert servieren.

Avocadocreme süß

Da Zucker und Honig säureüberschüssig sind, eignen sich höchstens Trockenfrüchte zum Verfeinern. Diese müssen aber vorher gut eingeweicht werden, am besten über Nacht, und dann ganz klein geschnitten sein, damit sie viel von ihrer Süßkraft abgeben.

Einfache „Vinaigrette"

Eigentlich bedeutet Vinaigrette Essigsoße. Ich empfehle aber keinen Essig, sondern Zitronensaft. Seit neuestem probiere ich als Säuerungsmittel „Rechtsregulat" (teuer, aber gut), eine Fermentation aus Früchten, Nüssen und Gemüse und „Kanne Brottrunk" aus (beides siehe Nützliche Adressen). Somit stimmt der Name nicht ganz, besser wäre **„einfache Salatsoße"**.

Wie beim Kapitel über die Fette bereits gesagt, kommen hierbei **nur die besten Öle** zur Anwendung. Sie können sich leicht selbst auf Vorrat **„Aroma-Öle"** herstellen, indem Sie beispielsweise einen Zweig von getrocknetem Rosmarin/Basilikum oder eine Chilischote in der Ölflasche längere Zeit ziehen lassen.

4 EL Öl1 EL Zitronensaft
1 TL (Dijon-) Senf oder selbst gemahlene Senfkörner
weißer Pfeffer1 Prise Meersalz

Zuerst Zitronensaft, Gewürze und Senf mischen, dann nach und nach das Öl zugeben, damit die Gewürze besser zur Geltung kommen. Wem das zu „ölig" schmeckt, kann mit Wasser verdünnen. Diese Grundsoße hält sich sehr lange im Kühlschrank (wieder aufschütteln!) und kann jeder Zeit verfeinert werden.

Variationen mit grünen Kräutern wie Petersilie, Schnittlauch, Dill, Koriander, Estragon, Basilikum, Borretsch, Rucola, mit Knoblauch, Zwiebeln, Schalotten, Frühlingszwiebeln, Honig oder Apfeldicksaft.

Weitere Variationen sind 50 g gesalzene Pistazien oder Sonnenblumen-/Kürbiskerne/Sesam in einer Pfanne ohne Öl zu rösten, im Mörser zu zerstampfen und wieder erst mit den Gewürzen, später mit dem Öl zu mixen. Auch diese Mischung hält sich längere Zeit in einem Schraubglas im Kühlschrank frisch. Vor der Weiterverwendung kräftig schütteln.

Mayonnaise

2 Eigelb, frisch	4 EL Zitronensaft
1 TL Honig	¼ Tl Senfmehl
1 TL Kräutersalz	¼ (- ½) l Öl

Die Eidotter mit dem Saft einer unbehandelten Zitrone, dem Honig und den Gewürzen verquirlen und nach und nach das Öl einlaufen lassen, bis eine sämige Masse entsteht. Alle Zutaten müssen Zimmertemperatur haben, sonst gerinnt es!

In einem vegetarischen Restaurant in Portugal wird eine Mayonnaise angeboten, die **anstelle von Eidotter Sojamilch** verwendet. **Anstelle von Honig kann auch Apfeldicksaft oder Ahornsirup genommen werden**. Das wird in den folgenden Rezepten nicht ausdrücklich wiederholt.

Pesto

Pesto ist die bekannte italienische Soße zum Würzen von Pasta, Nudeln. Da Nudeln nicht basisch sind, verwenden wir Pesto als **Dip** für gestifteltes Gemüse oder als Beilage zu Kartoffeln. Es gibt endlos viele Varianten, das Grundrezept ist immer wie folgt:

125 g Basilikum	125 ml Olivenöl
50 g ohne Fett geröstete, abgekühlte Pinienkerne	
30 g geriebener Parmesan oder Pecorino	
½ TL Salz	bei Bedarf Knoblauchzehen

Basilikum schneiden, Pinien (und Knoblauch) hacken, mit den übrigen Zutaten mischen oder im Mörser zerstoßen oder pürieren. Es gibt handliche Mixgeräte, die zur Herstellung von kleinen Portionen gut geeignet sind.

Der Käse ist nicht basisch und kann durch Tofu, der in Sojasoße mariniert wurde, ausgetauscht werden. Es dürfen auch jeweils andere Kräuter (Bärlauch/Koriander/Salbei/Estragon/Kerbel), andere Kerne/Nüsse und andere Öle verwendet werden.

Dipsoße

60 ml Tamari-Soße Saft einer unbehandelten Zitrone
1 EL Olivenöl 2 EL frische Kräuter
1 EL Honig 1 Knoblauchzehe

Kräuter und Knoblauchzehen fein hacken, mit den übrigen Zutaten gut verrühren und zum Eindippen von Gemüsestiften bereitstellen. Sämiger und damit besser haftend am Gemüse wird es, wenn eine gedrückte, gekochte Kartoffel untergemischt wird.

Gehaltvoller, sättigender Linsen-Tofu-Dip

250 ml Gemüsebrühe 100 g braune Linsen
1 Tl Currypulver 250 g Räuchertofu
Kurkuma, Majoran, Thymian Kräutersalz
2 mittelgroße Zwiebeln, glasig gedünstet in Olivenöl

Linsen heiß abspülen und in der Gemüsebrühe mit Curry weich kochen, abkühlen lassen. (Oder einen Linsen/Bohnen/Erbsen-Rest vom Vortag verwenden). Den Tofu zerbröseln, mit den Linsen pürieren und mit Gewürzen abschmecken. Die Zwiebeln untermischen, kalt stellen.

Sie können praktisch alle Reste von Kartoffeln und Gemüse mit Öl und Gewürzen vermischt, garniert mit grünen Kräutern als Beilage für Kartoffeln und Salat weiter verwenden.

Sehr lecker ist auch, in solche „Reste-Dips" etwas Frisches zu reiben. Es gibt **Keramikreiben** in verschiedenen Größen, auf denen sich Zitronen, Ingwer, Rettich, Möhren oder auch Äpfel oder Birnen mit und ohne Schale hygienisch reiben lassen.

Ein frisch zubereitetes Apfelmus, dem sofort etwas Zitronensaft zugefügt wird, damit es nicht braun wird (oxidiert), schmeckt unbeschreiblich gut zu Kartoffelpuffern, aber auch in jedem Gemüsedip.

SALATE aller Art

Egal, was für einen Salat, welches frische Gemüse Sie anbieten, es sollte immer erst kurz vor dem Verzehr gewaschen, getrocknet und entweder geschnitten oder auch nur gezupft werden. Das Einfachste ist, kurz vor dem Servieren, eine Grundsoße darüber zu geben, andere Zutaten wie Zwiebeln, Grüne Kräuter usw. in kleinen Glasschälchen dazu zu stellen. Denn oft gibt es große Unterschiede bei den individuellen Geschmacksrichtungen.

Kombinieren Sie Blattsalate mit sättigenden Gemüsen wie Möhren, Fenchel, Rote Beete, roh oder gedünstet **oder mit eiweißhaltigen frischen Pilzen. Erwärmen Sie in der kalten Jahreszeit die Soßen,** beispielsweise die Zwiebeln oder Pilze glasig dünsten. **Werten Sie in der vitaminarmen Zeit die Frischkost mit Keimen und Sprossen auf,** selbstgezogen oder aus dem Bioladen.

Das Rezept zur Herstellung von Keimen und Sprossen ist einfach: man weicht die Samen über Nacht ein (Einweichwasser eventuell zum Blumengießen weiter verwenden), am nächsten Tag unter fließendem Wasser abspülen und ohne Wasser in einem Glas, das mit Mull oder einem durchlöcherten Deckel bedeckt ist, stehen lassen. Es gibt auch spezielle Keimgläser oder -geräte. Das Glas wird umgedreht, damit das Wasser abfließen kann.

Bei Sojasprossen einen dunklen Platz zum Keimen aussuchen! Damit erzeugt man eine Umgebung, ähnlich der beim Keimen im Boden. Bei allem, was grüne Triebe oder Blätter hervorbringen soll (Kresse), wird Sonnenlicht zum Keimvorgang benötigt. Da ein Keimgut pilzanfällig ist, muss es jeden Tag ein- bis zweimal unter fließendem Wasser abgespült werden oder man gibt, wo es passt, Radieschensamen dazu.

Die Sprossen schmecken am besten, wenn sie 4-5cm Länge erreicht haben, Sojasprossen können länger sein.

Sojasprossen-Salat

500 g Sojasprossen   500 g Spinat
100 g frische Pilze, geschnitten 100 g Rosinen
100 g Sonnenblumenkerne oder Nüsse

Für die Soße:

3 EL Olivenöl   2 EL Sojasoße
2 EL Gomasio   1 Knoblauchzehe
1 EL Zitronensaft   Gewürze und Kräuter

Sprossen in heißem Wasser kurz abbrühen (blanchieren), den gewaschenen Spinat klein schneiden. Aus den angegebenen Zutaten eine Soße rühren, Rosinen und Nüsse drunter heben, eine Weile stehen lassen und kurz vor dem Servieren über Spinat/Sprossen geben. Mit Pilzen garnieren.

Dieser Salat lässt sich auch gut mit farbenfrohen anderen Zutaten wie Möhren oder Radieschen und anderen scharfen Zutaten kombinieren.

Gomasio kommt eigentlich aus der makrobiotischen Küche bzw. aus Japan. Es **ist eine Mischung aus geröstetem Sesam und Meersalz,** wobei das Mischungsverhältnis dem persönlichen Geschmack angepasst wird, also von 5-7 zu 1 bis auf 12-15 zu 1.

500 g Sesam ohne Fettzugabe in einer Pfanne nur leicht rösten, mit gemahlenem Meersalz nach Bedarf würzen, abkühlen lassen. Dann alles zusammen im Mörser oder in einer ausrangierten Kaffeemühle vermahlen und gut verschlossen aufbewahren. Schmeckt gut zu Salaten, Gemüsen, Dips, eigentlich zu allem.

Es gibt Gomasio natürlich auch als Fertigprodukt im Bioladen/Naturkosthandel zu kaufen. Aber selbst gemacht ist doch besser und frischer.

GÄRGEMÜSE (milchsauer vergorenes Gemüse)

Eine sehr interessante Variante von Salaten ist es, fermentierte Gemüse zu verwenden. Darunter versteht man Gemüse, die durch Gärung eine Veränderung, eine andere Vitalität erfahren haben. Stellvertretend für viele Hersteller von Gärprodukten möchte ich zwei Personen nennen:

Der Bäckermeister Wilhelm Kanne experimentierte viele Jahre, bis er seinen **„Kanne Brottrunk"** auf den Markt brachte, ein „Milchsäure-Gärungsprodukt aus Vollkornbrot und hauseigenem Natursauerteig und Wasser". Es dauerte viele Jahre, bis er und sein Produkt die gebührende Anerkennung fanden. Viele Studien hatten die Wirksamkeit bei Krankheiten (u.a. Haut-,Darm-, Herz- und Kreislauf, Allergien, Störungen im Säure-Basen-Haushalt und Immunsystem) belegt. Besonderes Interesse erzeugten seine erfolgreichen Hilfsmaßnahmen im Zusammenhang mit der Katastrophe in Tschernobyl im Jahre 1986.

Der Apotheker und Lebensmittelchemiker Dr. Hans Niedermaier, Firmengründer der Niedermaier Pharma, experimentierte viele Jahrzehnte erfolgreich mit den natürlichen Wirkstoffen von Heilpflanzen. In Zusammenarbeit mit seiner Tochter Dr. Cordula Niedermaier-May gelang es im Jahre 2004 ein Produkt patentieren zu lassen, das auf einer „Kaskaden-Fermentation" beruht. **„Rechts-Regulat"** ist „ein fermentiertes flüssiges Konzentrat aus frischen Früchten, Nüssen und Gemüse". Bei den Zutaten überwiegen die basischen Früchte wie Zitrone, Datteln und Feigen, welche über lange Zeit milchsauer fermentiert werden.

Ob mithilfe von Früchten oder von Getreide beiden Produkten ist zu eigen eine **Gärung mit Hilfe von rechtsdrehender L(+)Milchsäure, der vor allem eine positive Wirkung auf den Darm und somit auf unser Immunsystem nachgesagt wird**. Die linksdrehende D(-) Milchsäure soll für uns nicht so bekömmlich sein, wobei das „Drehen" sich auf einen physikalischen

Vorgang gegenüber polarisierendem Licht bezieht. Der biologische Unterschied ist der, dass rechtsdrehende Milchsäure beispielsweise beim Sport in unserem Organismus entsteht und somit nichts Körperfremdes und für den Organismus bekömmlicher ist.

Mit meinen Kindern habe ich früher Sauerkraut auch schon mal selbst eingelegt: erst gehobelt, gesalzen und die Kinder haben mit (gewaschenen!) Füßen eingestampft. In meinem Elternhaus wurden auch noch grüne Bohnen geschnippelt und für den Winter in Steinkrügen mit Salz eingelegt.

Herstellung von fermentiertem Gemüse: Nachdem das Gemüse (Rot- oder Weißkraut, Blumenkohl, Bohnen, Erbsen, Rote Bete, Kürbis, Kohlrabi, Möhren, Paprika oder Sellerie) gewaschen und fein geschnitten ist, wird es in einen Steinguttopf schichtweise eingelagert und gesalzen. Man nimmt etwa 10 g Salz auf 1 kg Gemüse. Dann wird mit einem Holzstampfer, bei kleinen Töpfen auch nur mit der Faust, eingestampft, so dass die Zellwände aufbrechen und Saft austritt. Wenn man nur kleine Portionen in Gläsern zubereiten will, ist es besser, das Gemüse vorher mit den Händen zu kneten. Gewürze wie Nelken, Kümmel, Knoblauch, Dill-, Koriander-, Senfsamen tragen zur individuellen Geschmacksverbesserung bei. Als Starthilfe eignet sich Molke, Kanne Brottrunk, Rechtsregulat oder etwas anderes Fermentiertes.

Es ist darauf zu achten, dass am Schluss etwas zum Beschweren aufgelegt wird, sonst würde sich das Gemüse wieder nach oben arbeiten. Auch muss ausreichend Flüssigkeit über allem stehen, damit es luftdicht abgeschlossen ist. Bei modernen Gärtöpfen ist außen als zusätzlicher Schutz eine Wasserrinne, in die der Deckel gelegt wird. Die erste Woche sollte man das Werk in Küchennähe beobachten, später kommt es für weitere 4-6 Wochen in einen kühlen Raum. Bei manchem bildet sich oben an der Oberfläche mit der Zeit ein graues Häutchen, die Kahmhefe, die immer mal entfernt werden sollte, aber ganz natürlich ist. Guten Appetit!

Salzgurken

Auch Salzgurken sind ein Gärgemüse, nur darf man sie natürlich nicht einstampfen. Sie werden gewaschen, mit Meersalz eingerieben, einen Tag stehen gelassen und dann nochmals gewaschen. Geschichtet in Steintöpfen, vermischt mit diversen Gewürzen wie Dill, Senf- und Pfefferkörnern, Wein-, Brombeer-, Obstbaum- Lorbeerblättern, Meerrettich oder Zwiebeln wird eine aufgekochte, aber erkaltete Salzlake aufgeschüttet, so dass die Gurken vollständig bedeckt sind. Molke, Kanne Brottrunk oder Rechtsregulat eignen sich auch hierbei als Starthilfe.

Sauerkrautsalat

Nachdem das Sauerkraut einige Wochen durchgegoren ist, kann man es roh oder gekocht verwenden. Manche empfehlen, das Kraut zu waschen. Dabei gehen aber wertvolle Bestandteile verloren, es sei denn, man fängt das Wasser zum Trinken auf. Damit es nicht zu sauer schmeckt, kann das Kraut vor dem Weiterverwenden ein wenig ausgepresst werden (Saft trinken!)
Das klein geschnittene Kraut, vermengt mit Zwiebelwürfelchen, Öl, gemahlenem Kümmel, Apfel-, Möhren-, Orangen- oder Ananasstückchen, frischen grünen Kräutern ist in vielen Variationen ein Genuss.

Schupfnudeln

1 kg Pellkartoffeln vom Vortag   2 EL Vollkornmehl
1 EL Sojamehl in Wasser aufgelöst (anstelle von 2 Eiern)
Muskatnuss, Pfeffer, Kräutersalz

Aus den durchgepressten Kartoffeln und den übrigen Zutaten einen Teig herstellen, in Rollen formen, in 5 cm Stücke schneiden, in den Handflächen spitz zulaufende „Spitzbuaba" formen und diese entweder in Salzwasser kochen, bzw. ziehen lassen oder in Ghee in der Pfanne braten. Schmeckt salzig (mit Sauerkraut) oder süß (mit Mohn, Stevia und Zimt) gut.

Aprikosenchutney

Das Wort „Chutney" kommt aus dem Hindu und heißt eigentlich „Würzmarmelade". Das Wort Marmelade wiederum kommt von dem portugiesischen Wort „marmelo", die Quitte, und „marmelada" für „Quittenmus".

300 g getrocknete/frische Aprikosen	½ Chilischote
2 gehackte Zwiebeln	3 EL Olivenöl
1 TL gehackter Ingwer	½ TL Salz
½ Tl Kreuzkümmel (Kumin)	½ TL Kardamom
½ TL Kurkuma (indischer Safran)	½ TL Koriander

Saft einer unbehandelten Zitrone und einer Orange
geriebene Schale einer ½ unbehandelten Zitrone
3 EL Akazienhonig

Bei getrockneten Aprikosen, diese vorher längere Zeit in Wasser einweichen. Zwiebeln in Öl glasig dünsten, geviertelte Aprikosen, Gewürze und 1 Tasse Wasser zugeben, mit Honig, Fruchtsäften und Zitronenschale aufkochen und sofort in saubere Gläser füllen. Gut verschließen und 5 Minuten umgekehrt stehen lassen, damit alles gut verschlossen bleibt. Passt gut zu Reisgerichten oder mit Wasser verdünnt als Suppe.

Ähnliche Chutneys lassen sich mit anderen Früchten herstellen, ganz besonders gut mit **Feigen.**

Gemüse-Chutney

Natürlich können Sie Chutney auch aus Gemüse herstellen. Allerdings nehmen Sie da lieber **größere Mengen** und neben den angegeben, auch schärfere Gewürze wie **Ingwer, Senfkörner, Lorbeerblätter und/oder Pfefferkörner** und Apfelessig dazu.

Auch ohne die Zutaten aufzukochen, lassen sich diese Chutneys zum Essen servieren. Umgekehrt lassen sich Chutneys gut als Grundlage für eine basische Suppe nehmen.

LEICHTE SUPPEN

Suppen spielen bei der basischen Kost eine große Rolle. Sie sind schnell zubereitet und durchwärmen und sättigen gut. Auch bei Suppen immer das **Prinzip der Verdauungsleukozytose** beachten: Unerhitztes zum Gekochten oder Unerhitztes vorweg essen, Gemüse nicht zu hoch erhitzen. Sonst setzt eine Reaktion im Blut und im Darm ein, wobei eine spezielle Art der weißen Blutkörperchen (unnötig?) gereizt wird.

Schnelle, einfache Miso-Suppe

100 g Tofu   500 ml heißes Wasser
2 EL helles Miso   Kräuter, Gomasio

Wasser erhitzen, darin abgetupften, klein geschnittenen Tofu erwärmen, Miso untermischen, 3 Minuten ziehen lassen und mit Gomasio und grünen Kräutern auf zwei Tellern servieren.

Variation: Wasser mit klein geschnittenem Gemüse bissfest kochen, bei Bedarf mit fertiger Gemüsebrühe/Steinpilz-Hefebrühe (**ohne Glutamat!**) oder Miso (Miso nicht aufkochen!) verfeinern, mit geschnittenem Tofu anreichern und mit vielen grünen Kräutern und Sonnenblumenkernen servieren. Oder **in der Thermosflasche als Mittagsmahlzeit ins Büro mitnehmen.**

Variation: Wenn vom Vortag Gemüse übrig ist, dieses ebenso mit frischem Gemüse „aufwerten". Sie können zu den frischen Kräutern auch Salatblättern sehr klein schneiden/zupfen, auf die Teller legen, so dass die Frischkost durch die heiße Suppe nur angewärmt wird.

Variation: eine Hand voll Glasnudeln (aus Mungobohnen, nicht Reis oder Stärke) wenige Minuten mit aufkochen.

Variation: anstelle von einfachem Tofu Räuchertofu oder ein anderes Fertigprodukt aus Tofu nehmen, ist aber nicht vollwertig!

SÄMIGE SUPPEN

Noch sättigender sind sämige Suppen, wobei die Andickung des flüssigen Teils einer Suppe auf verschiedene Arten gelingt. Einmal können wir eine **Kartoffel** dazu nehmen und sie **roh gerieben oder schon gekocht zum Andicken verwenden**.
Eine **andere Möglichkeit** ist, nach dem kurzen Erhitzen des Gemüses **einen Teil**, z.B. den Kürbis, rausnehmen, mit einem **Pürierstab zerkleinern** und wieder hinzufügen. Jedes stärkehaltige Gemüse eignet sich dafür wie Rote Bete, Erbsen, Süßkartoffel, Yams, Möhren, Maniok, Topinambur oder Mais.

Variation: Maronensuppe
Esskastanien oder Maronen sind **basisch und glutenfrei** und besonders gut zum Andicken einer Suppe geeignet. Es ist etwas mühsam, sie weich zu bekommen, entweder im Backofen (kreuzweise die gewölbte Seite oben einschneiden) oder im Feuer braten oder kochen (Nährstoffverlust). Daher würde ich sie – eine Ausnahme – als Fertigprodukt kaufen.
Die gekochten Maronen in Gemüsebrühe aufkochen, pürieren und mit geschmalzten Zwiebeln, Rosmarin, Ingwer, fein geschnittenen Feigen und Gewürzen abschmecken. Zu Maronen gehören einfach die Gewürze des Mittelmeerraumes.

Variationen mit pflanzlichen Verdickungs-(Binde-)mitteln:
Agar Agar wird aus getrockneten Meeresalgen gewonnen, der Geruch verfliegt beim Aufkochen.
Johannisbrotkernmehl, gewonnen aus den Früchten des Johannesbrotbaumes (Karob als Kakao-Ersatz), muss nicht aufgekocht werden.
Pfeilwurzmehl kann aus diversen Pflanzen (Maniok, Maranta) stammen und muss vor dem Kochen kalt angerührt werden.
Kuzu/Kudzu wird aus einer gleichnamigen Hülsenfrucht gewonnen, muss kalt angerührt werden, nicht mehr aufkochen!
Sago, ursprünglich aus der Sagopalme, heute auch aus Tapioka oder Maniok, wird oft in Kugelform angeboten als **Perlsago**.
Erbsen-Creme-Suppe

150 g getrocknete/frische Erbsen	1 l Gemüsebrühe
1 Zwiebel	2 Stangensellerie
2 Möhren	Kräuter zum Garnieren
1 EL Olivenöl oder Ghee (Rezept S.204)	

Erbsen abspülen, in einem Liter Wasser über Nacht einweichen und am nächsten Morgen in diesem Wasser weich kochen. Fein geschnittenes Gemüse in Ghee andünsten und zur Suppe geben, kurz aufwallen lassen, dann pürieren, mit grünen Kräutern wie Oregano und Basilikum, Petersilie und Knoblauch abschmecken.

Kürbissuppe

1 kg Hokaido-Kürbis	1 l Gemüsebrühe
1 große fein geschnittne Zwiebel	Dill oder Ingwer
Kräuter nach Geschmack	Kokosmilch nach Bedarf

Zwiebeln und (ungeschälten) Kürbis in Gemüsebrühe kurz dünsten. Mit Pürierstab zerkleinern, kurz aufkochen lassen und mit fein gehacktem Dill oder anderen grünen Kräutern servieren. Anstelle der gewohnten Sahne Kokosmilch im Teller dazu geben. Sehr gut schmeckt es, wenn einige Ingwerscheiben mitpüriert werden. Dann aber den Dill lieber weglassen.

Sagosuppe

50 g Sago	200 ml heißes Wasser
2 Dosen Kokosmilch	Orangenschale
Apfeldicksaft nach Bedarf	2 Orangen geschnitten
3 EL Rosinen	Minzblätter

Die Sago-Perlen in heißem Wasser einweichen, 10 Minuten quellen lassen und abspülen. Die übrigen Zutaten erwärmen, mit dem Sago kurz aufkochen, Hitze abstellen ausquellen lassen, bis die Perlen durchsichtig sind. Eventuell noch Flüssigkeit nachfüllen. Bei Bedarf süßen. Mit Minzblättern verziert servieren. Auch mit herzhaften Zutaten köstlich!

KALTE SUPPEN

Unter kalten Suppen werden häufig Suppen verstanden, die kurz aufgekocht, aber eben kalt angeboten werden wie beispielsweise:

Kalte Möhrensuppe

2 klein geschnittene Zwiebeln in Ghee (Rezept folgende Seite) andünsten, 6 geraspelte Möhren, eine Handvoll Sonnenblumenkerne, 1 klein gehackte Staudensellerie und 2 fein gehackte Knoblauchzehen 10 Minuten mitdünsten. Mit Gemüsebrühe auffüllen und etwa 5 Minuten auf ausgestellter Platte stehen lassen, bei Gas weiter köcheln. Mit Gewürzen wie geriebenem Ingwer, gemahlenem Pfeffer verfeinern, abkühlen lassen und im Kühlschrank kalt stellen. Vor dem Servieren mit gehackten Minzeblättern verzieren.

Andere Kalte Suppen werden überhaupt nicht erhitzt wie die
Andalusische Gazpacho

2 Scheiben altes Weißbrot ohne Rinde (nicht basisch!) werden in kaltem Wasser eingeweicht, nach 10 Minuten ausgedrückt und mit
8 mittleren, abgezogen Tomaten, 4 abgeschälten Knoblauchzehen, einer halben geschälten Gurke und einem Viertel Liter kalter Gemüsebrühe püriert und mit 3 EL Olivenöl und 3 EL weißem Balsamico verfeinert. Pfeffern und bei Bedarf salzen, für 20 Minuten sehr kalt stellen. Weitere 3 Tomaten ohne Schale und die zweite Gurkenhälfte würfeln, eine grüne Paprika entkernen und von der weißen Haut befreien, würfeln, zwei Zwiebeln schälen und würfeln und auf Extra-Teller **rot-grün-weiß** anrichten. Mit frischem Basilikum servieren.

Es gibt **unzählige Varianten** dieser oder anderer kalter Suppen. Lassen Sie Ihrer Phantasie freien Lauf! **Theoretisch eignet sich jedes Gemüse für Salate und ebenso für kalte Suppen**, verfeinert mit Olivenöl und manchmal auch mit süßen Früchten.

Ghee

Zum Anbraten/Andünsten verwende ich Ghee, nicht mehr Olivenöl wie früher, weil es hitzestabiler ist und gut schmeckt. Ghee ist dem bekannten Butterschmalz ähnlich. In der ayurvedischen Küche wird Ghee schon immer empfohlen, weil es sehr bekömmlich ist.

500 g Butter zum Schmelzen bringen und etwa 30 Minuten leicht köcheln lassen. Dabei setzt sich das Eiweiß in Flocken ab, wenn es zu heiß ist, wird es braun, was manche lieben, da es dann leicht nussig schmeckt. Ich lehne zu hohe Temperaturen grundsätzlich ab. Das Wasser in der Butter verdunstet mit der Zeit, das Eiweiß wird ständig abgeschäumt bzw. am Schluss durch das Abfiltern mit einem Tee- oder Kaffeefilter zurückgehalten. In die noch heiße Flüssigkeit kann man Meersalz mahlen und auflösen, was beim späteren Anbraten vorteilhaft ist. Ghee kann sehr hoch erhitzt werden und eignet sich daher gut zum Anbraten/Andünsten.

Gedünstete Sojasprossen

2 fein gehackte Zwiebeln   2 EL Ghee, 100 g Wasser
750 g Sojasprossen   Sojasoße zum Würzen

Zwiebeln in Ghee glasig dünsten, Wasser und Sojasprossen dazu geben, 5 Minuten dünsten, nicht zu weich werden lassen, mit Sojasoße abschmecken und zu Reis servieren.

Einfaches Tofugericht

400 g Tofu mariniert in Sojasoße   3 Zwiebeln
1 Handvoll Sojasprossen   2 El Ghee

Tofu in 1 cm dicke Scheiben schneiden; mit Sojasoße beträufeln, eine Stunde marinieren. Öfter wenden. Zwiebeln in Ghee glasig dünsten, den Tofu darin von beiden Seiten anbraten, mit der Rest-Sojasoße würzen, Sprossen (oder anderes Gemüse) kurz mitdünsten. Passt zu Gemüsereis.

Von Tama Yakiro stammt das Rezept zur Tofuherstellung:
Zwei Pfund Sojabohnen gründlich waschen, 8 Stunden in Wasser einweichen, mit dem Einweichwasser im Mixer gründlich zerkleinern. Die Masse circa 20 Minuten sanft kochen. Durch ein Sieb, bzw. Mousselinetuch passieren. Das ergibt mit Honig gesüßt Sojamilch oder kann zu Tofu weiter verarbeitet werden.
Für Tofu der Sojamilch zwei gestrichene Teelöffel essbaren Gips (Shih-kao) zusetzen und so lange rühren, bis die Masse fest wird. Dann in einen Porzellan- oder Glasbehälter füllen, mit einem Tuch zudecken, feucht halten und frisch verbrauchen.
Ich glaube, es ist doch einfacher, fertigen Tofu zu kaufen!

Tofu als Füllung

Mit Tofu lassen sich gut Gemüse oder Pilze füllen, wie Tomaten, Paprika, Gurken, Zucchini oder Champignons. Da Tofu eigentlich nach nichts schmeckt – man könnte auch sagen, „geschmacksneutral" ist – empfiehlt es sich, ihn etwa 30 Minuten in Sojasoße und eventuell. mit weiteren Gewürzen wie geriebenem Ingwer zu **„marinieren"**, d.h. so viel Sojasoße aufzugießen, dass die Scheiben bedeckt sind.

Dann das Gemüse aushöhlen, Zwiebeln und Knoblauch in Ghee andünsten sowie die Reste der ausgehöhlten Gemüse wie Tomatenfleisch, Pilzstile, Zucchiniteilchen. Alles mit Gewürzen und grünen Kräutern abschmecken, wieder in die ausgehöhlten Gemüse geben und warm stellen. Falls noch Reste von Hirse oder Reis vorhanden sind, lässt sich die Füllung gut damit strecken und ergibt gleich eine vollständige Mahlzeit.

Ähnlich lassen sich natürlich Tomaten, Paprika oder andere Gemüse mit einer Füllung aus in Ghee gedünsteten Pilzen und Zwiebeln füllen. Ausgehöhlte Tomaten können auch mit einer Mischung aus Knoblauch, Senf, Olivenöl, Zitronensaft, Gewürzen, grünen Kräutern und dem Tomatenfleisch gefüllt werden. Bärlauch kann den strengen Knoblauch ersetzen

Chinesische Fastenspeise

Zwiebeln, Knoblauchzehen fein gehackt   3 EL Olivenöl
Gemüse, soweit vorhanden, Brokkoli, Zuckererbsen, Möhren, Sellerie, Paprika, Chinakohl
eingeweichte Pilze oder feinblättrig geschnittene Champignons
Sojasprossen   125 ml Gemüsebrühe
Sojasoße zum Würzen   Tofuscheiben bei Bedarf
Grüne Kräuter zum Servieren
Pfeilwurzmehl zum Binden der Flüssigkeit

Zwiebeln und Knoblauch glasig dünsten. Vorbereitetes Gemüse und die Pilze dazugeben und etwa 5 bis 10 Minuten mitdünsten. Danach die blanchierten Sojasprossen untermischen, bei Bedarf Pfeilwurzmehl in Wasser auflösen und als Bindemittel zur Soße geben. Mit grünen Kräutern verziert auf Glasnudeln anrichten oder mit Reis servieren. Wer will, kann Tofu in Scheiben anbraten und dazu geben.

Die Chinesische Fastenspeise empfehle ich auch immer, wenn man mit Freunden essen gehen will. Es gibt sie auf jeder chinesischen Speisekarte.

Gegrillter Tofu

250 g festen Tofu   2 El Olivenöl
1 Paket Glasnudeln
1 große Handvoll frischer Spinat, gewaschen, die Stängel entfernt
500 g Gemüse, geputzt und geschnitten
Grüne Kräuter, Sojasoße und Kräutersalz

Marinade: 125 ml Tamari-Soße
2 EL Zitronensaft   1 El Honig
5 Knoblauchzehen, geschält und zerdrückt
5 in Röllchen geschnittenen Frühlingszwiebeln
2-3 cm Ingwerwurzel, geschält und gerieben

Die Zutaten für die Marinade mischen. Tofu in dicke Scheiben schneiden und mindestens eine Stunde in der Marinade liegen lassen. Anschließend im vorgeheizten Backofen auf einem eingefetteten Blech von beiden Seiten anbräunen.

Die Glasnudeln nach Angabe weich garen, nach dem Abtropfen mit warmem Wasser abspülen, abtropfen lassen und auf eine Servierschale häufen. Das in Öl gedünstete Gemüse um die Nudeln anrichten, den Tofu darauf legen. Die Marinade darüber gießen, mit gehacktem Basilikum bestreut servieren.

Tempeh-Spieße oder Spieße aus Tofu

1 Block Tempeh oder Tofu

Grillsoße:
180 g Pflaumenkonfitüre   60 ml Ananassaft
2 ausgepresste Knoblauchzehen   3 EL Sojasoße
5 in dünne Röllchen geschnittene Frühlingszwiebeln
5 cm Ingwerwurzel geschält und gerieben
Aus den Zutaten eine Soße mixen.

Für die Spieße:
1 große Zwiebel
2 große Champignons, in Scheiben geschnitten
2 mittelgroße Zucchini
300 g Ananas in Würfel geschnitten

Tempeh oder Tofu in große Stücke schneiden, ähnlich wie das Gemüse. Abwechselnd Gemüse, Ananas und Tempeh auf Spieße stecken, mit Grillsoße bestreichen und nicht zu heiß im Grill oder Backofen grillen. Dazu gibt es Wildreis oder Basmatireis mit der Grillsoße.

Tempeh, die fermentierten Sojabohnen, siehe Seite 61, gibt es leider nur selten zu kaufen, schmeckt aber, wie ich finde, durch den leicht säuerlichen Geschmack, sehr gut. Tofu tut es auch.

Gebackene Tofusticks

250 g fester Tofu
40 g altes Brot, zerkrümelt   Kräutersalz
2 EL Dinkelmehl   1 EL Hefeflocken
2 EL Gewürze wie gemahlener Kreuzkümmel oder Oregano
1 TL Pfeilwurzmehl auf 125 g Wasser für die Panade

Den Tofu in Scheiben bzw. fingerdicke Stücke schneiden. Aus den übrigen Zutaten eine Panade herstellen. Backofen auf 180 Grad vorheizen. Die Tofustücke in Panade wälzen und auf einem gefetteten Backblech verteilen. 35 Min. backen, dabei wenden. Zu Dipsoße servieren.

Tofu-Geschnetzeltes nicht als Fertigprodukt kaufen!

250 g fester Räucher-Tofu   Ghee
500 ml Gemüsebrühe   250 frische Pilze
bei Bedarf Tomatenmark, Knoblauch, Salz und Kräuter
Ghee um Anbraten
Pfeilwurzmehl zum Andicken

Tofu in Olivenöl anbraten, zur Seite stellen. Geschnittene Pilze in der Gemüsebrühe dünsten, bei Bedarf Tomatenmark dazu geben, abschmecken. Mit Bindemittel andicken, geschnittenen Tofu vorsichtig unterheben und zu Reis oder Hirse servieren. Anstelle der frischen Pilze ließen sich 100 g getrocknete Pilze verwenden, die längere Zeit vorher eingeweicht werden müssten.

Tofu-Bratlinge

500 g geräucherten Tofu   1 Zwiebel
2 Knoblauchzehen   1 EL Ghee
2 klein geraffelte Möhren   Kräuter, Zwiebelgrün
2 EL Soja- oder Getreideschrot   eingeweichte Brotreste
Gewürze zum Abschmecken   1 Ei oder Sojamehl

Klein geschnittene Zwiebeln und Knoblauchzehe im Ghee glasig dünsten, den zerdrückten Tofu unterheben, kurz anbraten und mit

Gewürzen abschmecken, vom Herd nehmen.
Das vorbereitete Gemüse, das eingeweichte Brot, die Kräuter, Schrot und Ei untermischen, abschmecken, Bratlinge formen und im Ghee ausbacken. Schmeckt warm und kalt gut.

Sesam-Tofu

300 g festen Tofu   3 EL Sojasoße zum Marinieren
bei Bedarf zusätzlich 1 EL Balsamico-Essig

300 g Möhren   300 g Brokkoli
2 EL Pfeilwurzmehl   1 verquirltes Ei (oder Sojamehl)
5 EL Sesamsamen   5 EL Ghee
Gewürze und grüne Kräuter zum Abschmecken

Tofu abtropfen lassen und in Würfel schneiden, eine Stunde in Sojasoße marinieren. Gemüse vorbereiten (waschen, putzen, feine Streifen schneiden). Mehl/Stärke über den Tofu streuen, anschließend die Würfel in Ei wenden und in Sesam wälzen. In heißem Ghee ausbacken, abtropfen lassen. Dann in dem Ghee das Gemüse kurz anbraten, mit restlicher Sojasoße würzen und mit Tofuwürfeln vermischen. Dazu Reis oder Sojanudeln servieren.

Sojanudeln mit Knoblauchsoße (oder mit Knoblauchbutter)

500 g Sojanudeln (meist 85 % Hartweizen und 15 % Sojamehl)
2 l Salzwasser   6 Knoblauchzehen
6 EL Olivenöl   Petersilie
Sojasoße und Gomasio zum Abschmecken

Sojanudeln in Salzwasser und etwas Öl bissfest kochen, kalt abschrecken, abgießen und warm stellen. Das übrige Öl erhitzen, gestiftelten Knoblauch und Petersilie kurz darin andünsten, zu den Nudeln servieren. (Oder Butter mit Salz, gepresstem Knoblauch und klein geschnittenem Schnittlauch vermischt dazugeben).

Tofu-Gemüsepfanne

1 fein geschnittene Knoblauchzehe   1 Zwiebel
1 Kopf Brokkoli, zerkleinert   250 ml Gemüsebrühe
300 g Tofu gewürfelt   Gewürze
falls erwünscht, Pfeilwurzmehl zum Andicken der Flüssigkeit

Zwiebeln und Knoblauch in der Pfanne glasig dünsten, Brokkoli (oder anderes Gemüse) dazu geben, mit Gemüsebrühe ablöschen und bissfest kochen. Tofu zerkleinern und 3 Minuten in der Brühe mitkochen, abschmecken. Wer es lieber sämig mag, kann die Brühe mit Pfeilwurzmehl binden. Zu Naturreis servieren.

Sojabohnen-Gemüse

200 g Sojabohnen   2 Tassen Wasser
2 Zwiebeln   Ghee zum Andünsten
300 g geschnittene Möhren   Gewürze

Sojabohnen über Nacht einweichen, im Sieb abspülen, mit zwei Tassen Wasser zum Kochen bringen und leicht vor sich hin köcheln lassen, erst am Schluss mit Gemüsebrühe würzen, sonst dauert die Kochzeit zu lange. Vorsicht, dass es nicht anbrennt! Zwiebeln in Ghee andünsten, Möhren dazu geben und etwa 10 Minuten später auch die gekochten Sojabohnen. Mit Sojasoße abschmecken, zu Reis servieren.

Grundrezept für Reis und die meisten Getreide

Eine Tasse Reis waschen. Mit doppelter Menge (zwei Tassen) Wasser und Gewürzen zum Kochen bringen, (erst am Schluss salzen, sonst dauert die Kochzeit länger!), kurz sprudelnd aufkochen lassen, salzen, anschließend entweder 45 Minuten auf der ausgeschalteten Herdplatte oder im Backrohr bei 150 Grad stehen lassen oder etwa 60 Minuten in einer Kochkiste (in dickes Zeitungspapier eingewickelt im Bett) ausquellen lassen. Das Kochwasser muss völlig einziehen, damit der Reis locker ist.

Gemüsereis

1 Tasse Vollreis	2 Tassen Wasser
1 Gemüsebrühwürfel	Gewürze/Kräuter

120 g Trockenpilze (Mu-Ehr-Pilze, Morcheln)
Möhren/Brokkoli/Lauch, was an Gemüse vorrätig ist

Trockenpilze über Nacht einweichen, am nächsten Tag abspülen und klein schneiden. Mit dem Reis (siehe Rezept) kochen. Gemüse klein schneiden und zum kochenden Reis geben. Kurz aufwallen, dann mit ausquellen lassen.

Pilzreis mit Gemüse

1 Tasse Vollreis   2 Tassen Wasser
100 g Trockenpilze (Mu-Ehr-Pilze, Morcheln)
2 große Zwiebeln, klein geschnitten
2 Knoblauchzehe, klein geschnitten   etwas Wasser
1 roter Paprika in Streifen geschnitten
200 g Brokkoli-Röschen   Cashewkerne
20 g blanchierte Sojabohnensprossen
100 g fein geschnittener Chinakohl
1 Gemüsebrühwürfel, aufgelöst in ½ Tasse warmem Wasser
3 EL Olivenöl   grüne Kräuter
Saft einer unbehandelten Zitrone   2 TL Sojasoße

Pilze über Nacht in Wasser einweichen und ausquellen lassen, am nächsten Tag abspülen, klein schneiden und mit Reis und Gewürzen zum Kochen bringen. Wenn der Reis gar ist, in eine gefettete Ringform füllen und im Backofen bei 150 Grad 20 Minuten ausbacken.
Zwiebeln in Wasser glasig dünsten, Cashewkerne, Paprika und Brokkoli zugeben, zugedeckt 5 Minuten schmoren lassen. Sprossen, Chinakohl, Gemüsebrühe untermischen und 5 Minuten köcheln lassen. Mit Sojasoße, Zitronensaft, Olivenöl und grünen Kräutern abschmecken. Den Reisring stürzen, das Gemüse um den Reisring garnieren, in der Mitte Salatblätter dekorieren.

Reisauflauf

5 EL Naturreis   500 ml Hafer- oder Sojamilch
5 EL Akazienhonig   1 ½ TL Vanillemark
Je 100 g Rosinen, geschnittene Feigen und Datteln
Zimt zum Bestreuen

Die Hälfte der Milch zum Kochen bringen, den Reis in die kochende Milch geben, kurz aufkochen und in einer gefetteten Auflaufform im Backofen bei 150 Grad 30 Minuten ausquellen lassen. Die übrigen Zutaten mischen und unter den Reis geben, noch weitere 20 Minuten im Backofen ausbacken.

Hirsering mit Pilzen

2 Tassen Hirse   4 Tassen Wasser
1 Zwiebel fein geschnitten   1 Lorbeerblatt
Prise gemahlener Pfeffer + Koriander   1 Knoblauchzehe
1 Gemüsebrühwürfel zum Würzen

2 große Zwiebeln, klein geschnitten
1 gelber/ 1 grüner Paprika, entkernt, in Streifen geschnitten
5 geschälte Tomaten   2 Knoblauchzehen
500 g Pilze   1 EL Ghee
Kräutersalz, frisch gemahlener Pfeffer 40 g Butter für Hirsebrei
grüne Kräuter zum Servieren

Hirse waschen und mit Wasser, Zwiebel, Lorbeerblatt, Knoblauch und zum Kochen bringen. 5 Minuten köcheln, noch 20 Minuten auf kleinster Flamme quellen lassen, mit Gemüsebrühe würzen. Zwiebeln in Ghee glasig dünsten, Paprika, Knoblauch und Tomaten zugeben, 5 Minuten köcheln lassen. Pilze putzen, waschen, feinblättrig schneiden und zugeben. 5 Minuten zugedeckt schmoren lassen, von der Feuerstelle nehmen, abschmecken.

Die Hirse mit Butter mischen, in einen gut gefetteten Kuchenring füllen und auf einen großen Teller stürzen. Das Gemüse in die Mitte füllen und mit grünen Kräutern bestreut servieren.

Taboulé-Salat

2 Tassen Couscous aus Hirse (gibt es auch aus Gerste/Hartweizen)
1 Gemüsebrühwürfel aufgelöst in 250 ml warmem Wasser
Saft von 3 Zitronen   1 roter Paprika
5 geschälte reife Tomaten   2 Schalotten mit Grün
1 Gurke oder Senfgurken   6 Minzeblätter
3 Knoblauchzehen   schwarzer Pfeffer
mindestens 7 EL Olivenöl   Kräutersalz

Couscous (ungekocht!) in Gemüsebrühe und Zitronensaft quellen lassen. Tomaten, Gurke, Schalotten und entkernte Paprika würfeln, unter die Masse heben. Knoblauch pressen, Minzblätter fein schneiden, Öl und Kräutersalz mischen (je nach Bedarf), gut durchmischen, kalt stellen. Sollte es noch zu trocken sein, entweder Brühe oder Öl oder Senfgurkenwasser dazu geben. Ihre Gäste werden begeistert sein!

Rote Linsen (Dhal/Dal)

1 Tasse rote Linsen   2 Tassen Gemüsebrühe
etwa 1 gemahlene Nelke,   1 Lorbeerblatt
1 fein gehackte Knoblauchzehe   1 TL geriebener Ingwer
je ½ TL Kurkuma und Kreuzkümmel   2 EL Olivenöl
Meersalz, Pfeffer, Zitronensaft zum Abschmecken
Grüner Koriander zum Verzieren

Linsen mit Gemüsebrühe, Lorbeerblatt und gemahlener Nelke etwa 10 Minuten kochen, bis die Flüssigkeit aufgesogen ist. Nicht anbrennen lassen, aber nicht zu viel rühren, sonst wird es matschig! Öl, Knoblauch und Gewürze mischen, unter die Masse ziehen. Mit Salz, Pfeffer, Zitronensaft abschmecken und mit grünen Kräutern verzieren.
Dal ist ein indisches Nationalgericht, das vielfältig abgewandelt werden kann (gedünstete Zwiebeln, Tomaten, Chili uvm.). Traditionell gibt es dazu Fladenbrot (Naan) und Lassi (Joghurtgetränk).

Was wäre die basische Kost ohne die basische Kartoffel!
Die Verkaufszahlen für Kartoffelchips sprechen eine deutliche Sprache, auch wenn es teilweise an den Geschmacksverstärkern liegen soll, dass man eine Tüte immer leer essen muss und nicht vorher aufhören kann. Das Lieblingsgericht meiner Kinder war:

Rohe Bratkartoffeln

Kartoffeln mit Schale wie Gemüse raspeln (nur alte Kartoffeln schälen), und sofort würzen und als Fladen in heißem Olivenöl oder Ghee von beiden Seiten goldgelb anbraten. Nicht auf Vorrat raspeln, da die Kartoffeln sonst unansehnlich dunkel werden (oxidieren am Luftsauerstoff). Für jeden einzeln zubereiten, deswegen ein wenig zeitaufwendig. Am Schluss vorsichtig ein Ei oder nur den Eidotter darüber geben und sofort zu Salat servieren (oder den Salat vorweg essen, verkürzt die Wartezeit, ist gesund).

Die Kombination Kartoffel und Ei hat die höchste **biologische Wertigkeit**. Darunter versteht man, dass aus diesem Protein-Angebot der menschliche Organismus das meiste verwerten und in Körperprotein umwandeln kann.

Eine gute biologische Wertigkeit hat beispielsweise die Kombination von Bohnen und Mais, wie sie in Südamerika sehr bekannt ist.

Mais-Bohnen-Salat

2 Dosen Mais   1 Dose rote Bohnen
Inhalt abspülen und abtropfen lassen.
Konservenkost immer aufwerten mit Unerhitztem wie fein geschnittenen Frühlingszwiebeln, Apfelstückchen, Sonnenblumenkernen, Sonnenblumenöl, Zitronensaft, Gewürzen und grünen Kräutern.

Auch als **Suppe**, dann erst Zwiebeln in Ghee andünsten, alles pürieren, mit frischem Gemüse/Früchten schnell zubereitet.

Bratkartoffeln International

Bratkartoffeln sind überall auf der Welt beliebt und schnell zubereitet. Besonders bekannt sind die Schweizer

Rösti

Wenn Rösti zu einer Soße serviert werden, so sind sie aus gekochten geraspelten Kartoffeln, werden sie beispielsweise zum Frühstück in Hotels serviert, so sind sie meistens aus rohen Kartoffeln frisch geraspelt. Offensichtlich gibt es aber zusätzlich geographische Besonderheiten in der Schweiz.
Besonderheiten gibt es auch in der Herstellung, mal mit Zwiebeln, mal mit Möhre, mal mit Ei oder mit Speck, mal mit Käse überbacken oder den Käse gleich dazu geben (bindet besser).Die Kunst besteht darin, die Rösti so anzubraten, dass sie wirklich nur als Fladen goldgelb und trotzdem gar sind.

Tortilla de Batatas

Sie sollte nicht mit der mexikanischen Tortilla verwechselt werden, denn die besteht traditionell aus Maismehl. Die spanische wird jedoch aus Kartoffeln, Ei und Olivenöl hergestellt, wobei es auch viele Varianten mit Gemüse oder Wurst u.a. gibt.

Natürlich sind alle **Pommes Frites** ebenfalls Bratkartoffeln, nur würde ich diese in Fett ausgebackenen Kartoffelschnitze nicht empfehlen, da sie – in welchen Variationen auch - immer viel zu fett sind. Dringend abraten möchte ich von Pommes, die in einem Fett ausgebacken werden, dass schwarz, verbrannt und unansehnlich im wahrsten Sinne des Wortes „zum Himmel stinkt".

Kartoffelpuffer und Kartoffelklöße

Diese leckeren Speisen im Zeitalter der Fertigprodukte, vorausgesetzt in Bioqualität(!), selbst herzustellen, ist nicht erforderlich wenn es schnell gehen soll. Ich habe Verständnis dafür.

Kartoffelsalat

1 kg Kartoffeln   1 Knoblauchzehe gepresst
4 El Saft einer unbehandelten Zitrone   6 EL Rapsöl
Essiggurken (oder frische Gurken)
bei Bedarf Gemüsebrühe oder Gurkenwasser
Kräutersalz und grüne Kräuter zum Abschmecken

Kartoffeln mit der Schale in einem Siebeinsatz dünsten, so dass sie nicht mit dem Wasser in Berührung kommen, abschrecken, pellen und, wenn abgekühlt, in Scheiben schneiden. Zwiebeln, Öl und Zitronensaft mit Gewürzen mischen, Gurken klein schneiden, alles mischen und durchziehen lassen. Zum Anrichten mit grünen Kräutern garnieren. Am besten, am selben Tag essen.
Variationen mit Endiviensalat, Grünem Salat oder Äpfeln uvm. sind sicher bekannt und im Sommer erfrischender. Die fett- und mayonnaisereichen Variationen früherer Generationen sind zum Glück nicht mehr geläufig.

Kartoffelsuppe

1 l Gemüsebrühe   Gemüse der Saison
Pellkartoffeln vom Vortag   grüne Kräuter, Gewürze
Gänseblümchen, Schnittlauchblümchen oder Kapuzinerkresse
zum Verzieren.

Gemüse klein schneiden und in der Brühe kurz aufkochen, die geschälten (Süß-)Kartoffeln und ein Teil des Gemüses pürieren, alles mischen und mit Kräutern verzieren. Bei Bedarf mit ein wenig Öl oder einem Klacks Butter servieren.

Wer Zeit hat, kann das geputzte und geschnittene Gemüse mit den (Süß)Kartoffeln zusammen langsam aufkochen, damit es eine gute Brühe gibt. Würzen. Zwiebeln in Öl leicht andünsten, unter die Suppe ziehen, kurz aufkochen, alles oder nur einen Teil pürieren und mit Kräutern servieren. Hierzu passen geröstete Sonnenblumenkerne und/oder frischer „Blumenschmuck".

(Süß-)Kartoffeln mit Gemüse

1 kg Süßkartoffeln/Bataten	2 rote Paprika
200 g frische Pilze	1 EL Ghee
1 Zwiebel	1 Knoblauchzehe
blanchierte Spinatblätter	Gewürze/Kräuter

1 TL weißer Balsamico-Essig mit etwa 100 ml Wasser

Die Süßkartoffeln wie Kartoffeln in der Schale bissfest dünsten, pellen, würfeln. Paprikaschoten entkernen, vom Weiß befreien, würfeln, in Zwiebeln und Ghee andünsten. Pilze abreiben, putzen, vierteln und dazu geben, ebenso die (Süß)-Kartoffeln. Alles 5 Minuten dünsten, Wasser vermischt mit 1 TL weißem Balsamico-Essig zugeben. Mit Kräutersalz und nach Geschmack (Curry, Koriander, Ingwer oder Majoran) würzen.

Backkartoffeln

Kartoffeln in der Schale waschen, halbieren, mit der Schnittfläche nach unten (oder auch umgekehrt, hält der Kümmel besser) auf eine gefettete Backform geben, mit Salz, Kümmel oder Knoblauch bestreuen und bei 160 Grad etwa 30 Minuten ausbacken. Passt gut als Beilage zu Gemüse oder Salat und ist schnell und ohne Aufsicht zu machen!

Kartoffelauflauf

500 g Kartoffeln dünsten, pellen und in Scheiben schneiden. Eine Auflaufform einfetten und lagenweise Kartoffeln und gedünstetes Gemüse, Pilze, Tomaten abwechselnd schichten. Am Schluss saure Sahne mit Ei verquirlen, mit Kräutersalz, Pfeffer und Muskat würzen und die Masse übergießen. Für 20 Minuten bei 160 Grad im Backofen goldgelb backen. Wer keine Eier essen will, kann zum Überbacken Kokosmilch und Curry mit Tofu pürieren. Auch restlicher **Kartoffelbrei** anstelle von Kartoffelscheiben kann für einen Auflauf auf diese Weise eine neue Mahlzeit ergeben.

Gemüse im Backofen

Scheiben von Sellerie, Kürbis, Kohlrabi, Zucchini, Auberginen lassen sich schnell im Backofen auf einem Blech mit Butter oder Öl, gemixt mit Knoblauch oder grünen Kräutern, überbacken und zu Reis oder Kartoffeln servieren. Hier bietet sich auch ein Überbacken mit Roquefort (nicht basisch!) an.

Walnuss-Spinat-Lasagne

175 g grüne Lasagne-Blätter aus dem Bioladen, nicht basisch

Für die Walnuss-Soße:

3 EL Walnussöl	1 kl. Zwiebel, gehackt
100 g Möhren, fein gewürfelt	200 g Tomaten püriert
1 Knoblauchzehe zerstoßen	60 g Walnüsse gehackt
alles gut mischen	

Für die Spinatsoße:
2 EL Olivenöl	1 kl Zwiebel, gehackt
40 g Sojamehl	500 ml Sojamilch
250 g blanchierter oder aufgetauter Spinat	
2 EL Ghee	

Für die Spinatsoße die Zwiebeln in Ghee glasig dünsten, mit Sojamehl andicken, den blanchierten, klein geschnittenen (oder aufgetauten) Spinat darunter heben, mit Sojamilch aufkochen lassen. Form ausfetten und abwechselnd eine Schicht Walnuss-Soße oder Spinatsoße auf die Lasagne-Blätter geben, bei 160 Grad etwa 20 Minuten backen.

Variation: Anstelle von Spinat können auch **junge Triebe von Brennnesselblättern** gesammelt und blanchiert werden (mit Handschuhen arbeiten!). Durch das **Blanchieren** (kurze Zeit in einem Siebeinsatz in kochendes Wasser geben) verlieren die Brennhaare ihre Wirkung. Auch zur Suppe geeignet.

Gefüllter Hokaido-Kürbis

1 mittelgroßer Hokaido-Kürbis 2 Tassen Gemüsebrühe
1 Tasse Hirse/Grünkern/Reis/Buchweizen
500 g Frischpilze (Champignons, Shiitakepilze, Egerlinge)
1 Zwiebel   2 Knoblauchzehen
300 g Gemüse der Saison   1 säuerlicher Apfel
2 EL Ghee   Grüne Kräuter, Gewürze
kann mit Kokosmilch, Curry, Kurkuma, Koriander, Zitronensaft, Rosinen eine asiatische Note bekommen

Den Deckel vom Kürbis waagerecht abschneiden, die Kerne und Fasern entfernen. Den Kürbis innen mit Ghee oder Olivenöl einpinseln, ein wenig salzen und im Backofen 20 – 30 Minuten bei 160 Grad backen.
In der Zwischenzeit das Getreide in Gemüsebrühe kochen, das Gemüse und die Pilze mit dem Apfel in Ghee dünsten, alles würzen, mischen und in den Kürbis füllen. Weitere 20 Minuten bei 160 Grad backen.

Variante: Anstelle der Pilze kann als Eiweißlieferant auch **Tofu** genommen werden oder **Maronen**, die am besten als Fertigprodukt gekauft werden, da die Zubereitung sehr zeitaufwändig ist.

Dazu passt gut ein **Carpaccio von Roter Bete** (ursprünglich aus Rindfleisch, auch aus Fisch köstlich!)
Bei bissfest gekochter Rote Bete die Haut abziehen und (mit einem Eierschneider) in dünne Scheiben schneiden. Etwa 30 Minuten in der Marinade stehen lassen.
4 EL Olivenöl   Saft/Schale einer Zitrone
2 Knoblauchzehen gepresst   Pfeffer, Kräutersalz

Rote Bete flach auf einen Teller ausbreiten, Zitrone auf angefeuchteter Keramikschale abreiben, mit übrigen Zutaten mischen und über das Gemüse geben, mit Basilikumblättern verzieren.

MENU-VORSCHLAG

Topinambur-Salat (unter plus über der Erde plus Blattgrün)

2 geschnittene Topinambur + 200 g geschnittene Äpfel
1 Handvoll Goji Beeren/Weinbeeren + Sonnenblumenkerne eingeweicht im Saft einer halben Zitrone/Orange, ½ TL Ingwer
1 TL gemahlene Senfkörner oder Senf, 3 EL Öl, ½ TLSojasoße

alles gut mischen und mit grünen Kräutern servieren.

Graupensuppe

100 g Perlgraupen abspülen und mit ½ l Gemüsebrühe zum Kochen bringen. 3 Möhren, 1 Stange Lauch, kleine Sellerie, 1 Petersilienwurzel, Knoblauch, 1 Zwiebel, 1, (Süß-)Kartoffel klein schneiden und in Ghee andünsten. Mit der Graupensuppe vermengen und auf kleinster Flamme weich kochen. Mit Kräutersalz und grünen Kräutern abschmecken.
Traditionell wird Graupensuppe mit Speck/Wurstresten oder Fleisch gekocht. Wenn Sie den Geschmack vermissen, geben Sie ein wenig getrockneten Majoran dazu.

Gefüllte Kohlrouladen

1 Weißkohl im Siebeinsatz dämpfen, den Strunk entfernen, Gemüse der Saison klein schneiden, mit Zitronensaft, abgeriebener Zitronenschale, Zitronensaft, Zwiebelröllchen, Salz, Pfeffer, Kümmel, klein geschnittenen Nüssen mischen, so auf die Blätter verteilen, dass die Füllung gut verpackt ist, mit der Öffnung nach unten in eine Auflaufform legen, mit ¼ l Gemüsebrühe übergießen und bei 160 Grad im Backofen 25 Minuten ausbacken. Mit Butterflöckchen und grünen Kräutern servieren.
Traditionell werden Kohlrouladen mit Hackfleisch gemischt mit Reis gefüllt. Das wäre eine gute Alternative für die Fleischesser, aber unbedingt in zwei verschiedenen Auflaufformern ausbacken!

Als Nachtisch sollten Sie Obst nur gedämpft essen, nicht roh oder etwas Herzhaftes wie

Helgas Falafel

¾ Tasse eingeweichte Kichererbsen	¼ Tasse Öl
¾ Tasse gemahlene Sonnenblumenkerne	2 EL Curry
¾ Tasse gemahlenen Mandeln	¼ Zwiebel
2 gequetschte Knoblauchzehen	2 EL Zitronensaft

Tamari-Soße nach Bedarf, etwa ½ bis ¾ Tasse

alles mischen, Kugeln formen und an der Luft oder bei 50 Grad im Backofen austrocknen.

Helgas Torte

Für den Boden:
300 g entkernte Datteln   300 g Mandeln
Saft einer Zitrone, Zimt, Mandelblätter für die Springform
Belag:
400 g Cashewkerne   200 g entkernte Datteln
Saft von jeweils einer Zitrone und Orange
Früchte der Saison
Dekoration:
gehackte Pistazien, Früchte der Saison, Banane, Korinthen

Am Vortag Cashewkerne in Wasser einweichen, quellen lassen. Zutaten für Boden in Küchenmaschine zerhacken, Teig formen und in mit Mandelblättern ausgelegter Springform verteilen. Über Nacht kalt stellen.
Für den Belag die angegebenen Zutaten in einer Küchenmaschine fein pürieren, auf dem Boden verteilen und mit Früchten der Saison (Erdbeeren, Orangen, Pfirsiche) garnieren, kalt stellen.

Vor dem Servieren Springform entfernen, Rand glatt streichen und mit Pistazien verzieren. Den Belag ebenfalls mit Banane und Korinthen oder weiteren Früchten verzieren.

NACHTISCH nicht mehr ganz basisch!

Die folgenden Rezepte sind auch für Kindergeburtstage als Snack oder als gesamte Mahlzeit geeignet. Wenn eine Mahlzeit basisch ist und uns nicht müde macht, brauchen wir normalerweise kein „Aufputschmittel" zum Schluss.

Gefüllte Sesam-Reis-Waffeln

250 g Naturreis   ½ l Gemüsebrühe
4 Eier oder Sojamehl   50 g Sesamsaat
2 EL Hefepaste   4 EL Avocadodip
4 große Salatblätter   100 g Sprossen gemischt
Tomatenscheiben, Zwiebelringe

Reis mit Gemüsebrühe siehe Rezept S. 210 kochen. Eier oder Sojamehl mit der angegebenen Menge Wasser vermischt mit Sesam unter den abgekühlten Reis mischen und die Masse im gefetteten Waffeleisen goldgelb ausbacken. Die eine Hälfte der Waffeln mit Hefepaste dünn bestreichen, die andere mit Avocadodip (Avocado gemischt mit Kräutersalz, Zitrone, Knoblauch), Tomaten, Zwiebelringen und Sprossen belegen. Jeweils verschiedene Waffeln aufeinander legen und servieren.

Reiswaffeln einfach

350 g fein gemahlener Reis   5 Tl Weinstein-Backpulver
¼ TL Salz   1 EL Honig
3 EL Sesamöl   ½ l Wasser

Mehl mit Salz und Backpulver vermischen, Öl mit Wasser und Honig verquirlen, die Mehlmischung unterziehen. Den Teig im eingefetteten Waffeleisen goldgelb backen. Schmeckt gut zu „Bananen-Nuss-Dessert"

Mousse aus Tofu

500 g Tofu   3 TL Schoko-Pudding

Süßen nach Bedarf mit Honig, Agaven- oder Ahorndicksaft man könnte auch Vanillepudding nehmen, dem Carob untergerührt wird, bei Milchallergie besser Schoko-Sojapudding. Den Tofu zerdrücken, bei Bedarf im Mixer oder mit Schneebesen mit Pudding und Honig vermischen und mehrere Stunden im Kühlschrank kalt stellen.

Orangen–Tofu–Dessert

1 kg Orangen, ausgepresst 250 g Tofu
Mark einer Vanilleschote Honig nach Bedarf
Orangenschalenstreifen zum Verzieren
Tofu mit Orangensaft, Honig und Vanillemark pürieren und im Kühlschrank einige Zeit stehen lassen. Mit den Orangenschalenstreifen verziert servieren.

Bananen-Nuss-Dessert

400 weiches Tofu 2 EL Nussmus
3 mittelgroße, reife Bananen 300 g Apfelmus
Zimt und Honig zum Abschmecken
Die Zutaten im Mixer pürieren, abschmecken und mindestens drei Stunden kalt stellen.

Dattelkonfekt

350 g Datteln, entkernt, geschnitten 100 g Rosinen
100 g frisch gemahlene Nüsse
50 g Kokosraspeln oder gemahlene Nüsse zum Verzieren
Die Datteln mit den Rosinen durch den Fleischwolf drehen, mit den gemahlenen Nüssen mischen, zu Rollen formen, in 2 cm breite Stücke schneiden, diese zu Kugeln formen und in Kokosraspeln oder Nüssen wälzen, kalt stellen.
Schmeckt auch gut mit **Feigen anstatt Datteln oder aus beiden.**

Wenn man aus dem Teig noch weihnachtliche Gewürze wie Anis, Lebkuchengewürz und Zimt beimengt, eine Platte ausrollt, dann Kokosraspeln darauf streut und mit Sternförmchen aussticht, hat man wunderschöne **„Zimtsterne"**.

Trockenobst-Kuchen

Aus getrockneten Feigen und der gleichen Menge getrockneter Datteln, die im Fleischwolf zerkleinert wurden und mit gleichen Anteilen an gemahlenen Nüssen und Mandeln vermengt werden, lässt sich ein Teig herstellen, der nach Bedarf abgewandelt wird. Sollte er zu trocken sein, dann kann mit Fruchtsaft verdünnt werden, damit es eine gut formbare Masse ergibt. Gewürze wie Ingwer, Chili, Zimt, Sternanis und anderes nach Belieben. Die Masse in einer Kuchenform ausrollen und mit frischen Früchten (Mandarinen, Orangen, Bananen) belegen.

Früchtebrot

150 g Rosinen	200 g geschnittene Datteln
150 g Korinthen	200 g geschnittene Feigen
3 EL Akazienhonig	1 Tl feines Nelkenpulver
½ Tl Muskatblüte	1/2 TL Salz
350 g Vollkornmehl	150 g gehackte Nüsse

Rosinen, Feigen, Datteln, Honig mit Wasser bedeckt wenige Minuten köcheln lassen. Nach dem Erkalten mit den übrigen Zutaten mischen und in eine Kastenform geben, eventuell mit Mandeln verzieren und bei 150 Grad etwa 2 Stunden ausbacken. Hält verpackt lange.

Zum Backen eignet sich in den folgenden Rezepten am besten Akazienhonig oder Agarvendicksaft, sie könnten auch braunen Zucker nehmen, aber dann etwa 20 % mehr als vom angegebenen Honig.

Mohnstollen (mit Mehl ist es nicht mehr basisch!)

300 g Dinkelmehl	6 EL Sonnenblumenöl
2 TL Backpulver	1 Prise Salz
1 Ei oder Sojamehl	1 EL Akazienhonig

Schale einer unbehandelten Zitrone, ½ TL Vanillemark

Aus den angegebenen Zutaten eine Teig formen und kalt stellen.

Für die Füllung:
250 g gemahlener Mohn 150 g weiche Butter
5 Eier oder Sojamehl 150 g Akazienhonig
200 g gemahlene Mandeln ½ TL Zimt
2 El gestiftelte Mandeln ½ Tl Vanillemark

Butter mit 4 Eiern und Honig schaumig rühren, Zimt, Mandeln und Mohn dazu geben, den vorgefertigten Teig auswellen und mit der Masse bestreichen, aufrollen und in eine Kastenform geben. Ein Eigelb mit Wasser oder Milch verrühren und den Kuchen damit oben bestreichen. Bei 180 Grad etwa 55 Min. ausbacken.

Nusskuchen aus beliebigen Nüssen (nicht basisch)

250 g Butter 150 g Akazienhonig
1 Päckchen Vanillezucker 4 Eier
250 g Nüsse 250 g Vollkornmehl
3 TL Weinstein-Backpulver

Nüsse mahlen, alle Zutaten zu Rührteig verarbeiten, zur Verfeinerung eventuell abgetropfte Kirschen untermischen, bei 160 Grad 60 Minuten ausbacken.

Essener Brot

200 g zwei bis vier Tage gekeimtes Getreide (Weizen oder Kamut) durch einen Fleischwolf drehen (mühsam!), mit Brotgewürzen wie Koriander, Kümmel, Fenchel oder Anis (oder alles zusammen) und Olivenöl je nach Bedarf (etwa 2 EL) mischen, kleine Fladen formen und im Backofen bei etwa 40 Grad ausbacken oder im Dörrapparat trocknen lassen. Ursprünglich wurden diese Fladen an der Sonne getrocknet, was in unseren Breitengraden nicht möglich ist. **Essener Brot ist ein guter Brotersatz und durch die Keimung nicht mehr so säureüberschüssig.**

Werden süße Gewürze zu dem Teig gewählt und Feigen/Datteln/Rosinen/Carob mit durch den Wolf gedreht, kann man „**Müsli-Riegel**" herstellen.

Brotrezept nach Helga

3 sehr große Gemüsezwiebeln
250 g gemahlenen Leinsamen
250 g gemahlene Sonnenblumenkerne
Tamari-Soße nach Bedarf
Alles vermischen und nach Geschmack mit Kümmel, Fenchel, Anis, Mohn, Zucchini, Mohn, Kartoffeln, Rosinen oder Kürbiskernen verarbeiten.

Masse auf einem Blech oder Backpapier ausstreichen, mit einem Messer oder Pizzarollen Quadrate einritzen, damit es sich im trockenen Zustand besser brechen lässt. An der Luft oder bei 50 Grad im Backofen ausbacken.

Eignet sich **auch gut als Unterlage einer Pizza**, die mit Gemüse (Ratatouille) belegt und mit kalter oder warmer Tomatensoße (Tomaten, Olivenöl, Knoblauch, Datteln, Gewürze mixen, grüne Kräuter) verfeinert wird.

Erdmandelmus

100 g gemahlene Erdmandeln oder Erdmandelflocken werden in wenig Wasser zum Quellen gebracht. 1-2 Stunden stehen lassen. Mit Sonnenblumenöl und Gewürzen abschmecken. Eignet sich gut als Verdickungsmittel bei Suppen und Erfrischungsgetränken (gutes Quellmittel bei Verstopfung) oder mit geriebenem Ingwer und anderen Zutaten (für süß mit Honig, für salzig mit Senf u.a.) als Brotaufstrich.

Mandelmilch

1 Tasse Mandeln über Nacht in Wasser einweichen, am nächsten Tag mit 3 Tassen Wasser im Mixer zerkleinern, bis alles fein püriert ist, d.h. eine weiße Flüssigkeit entsteht. Notfalls durch ein Sieb filtern und den Satz noch durch die Maschen streichen (Rest aufessen). Je nach Geschmack salzen oder auch mit Honig süßen.

Grüner Tee

Beim grünen Tee gilt es, zwei Punkte zu beachten. Zuerst mit wenig heißem Wasser aufbrühen, die Teeblätter eine Minute ausquellen lassen, dann abseihen. Die Teeblätter erneut mit heißem Wasser überbrühen und etwa drei Minuten ziehen lassen. Das Wasser zum Überbrühen sollte nicht zu heiß, also nur etwa 60-70 Grad warm sein. Auch für andere Tees aus frischen Blättern ist ein Wasser, das nicht zu hoch erhitzt wurde, empfehlenswert, dann kann man die Blätter „mitessen".

Woraus die Empfehlung entstanden ist, nur **etwa 70 Grad heißes Wasser** zu verwenden, konnte ich nicht in Erfahrung bringen. Es könnte sein, dass es mit der „Verdauungsleukozytose" zusammen hängt. Da es schwer ist, ein Wasser auf nur 70 Grad zu erhitzen – ich habe noch keinen Warmwasserzubereiter mit Thermostat - gibt es Empfehlungen, nur einen Teil aufzubrühen und den Rest mit „gesundem" unerhitztem Wasser aufzufüllen.

HILFEN beim Entschlacken/Entgiften

Knoblauch-Kuren als Anti-Sklerose-Trunk

1. Rezept:
Man nehme 5 unbehandelte Zitronen, wasche, entkerne und schneide sie in kleine Stückchen, schäle 3 ganze Bio-Knoblauchknollen, etwa 30 Zehen (oder mehrere Handvoll klein geschnittener Bärlauch), und zerkleinere alles im Mixer, gieße einen Liter Wasser dazu, koche alles kurz auf, seihe es durch ein Sieb, fülle es in eine Flasche, bewahre es im Kühlschrank auf und trinke davon jeden Tag ein Likörglas. Sehr gut zur Gefäßreinigung im gesamten Organismus.

2. Rezept:
200 g Bio-Knoblauch schälen und quetschen, mit 200 g 92%igem (besser 96%) Alkohol mischen, in ein Schraubglas füllen und 19 Tage lang an einem kühlen Ort aufbewahren. Danach wird das Gemisch durch ein Leinentuch abgefiltert und in dunkle

Fläschchen gefüllt. Nach zwei bis drei Tagen Ruhe kann dann wie folgt davon zur Reinigung genommen werden:

Beginnen Sie mit einem Tropfen morgens, zwei Tropfen mittags, 3 Tropfen abends. Am nächsten Tag steigern Sie jedes Mal um einen Tropfen, so dass Sie am Abend des fünften Tages bei 15 Tropfen angelangt sind. Dann geht es wieder in umgekehrter Reihenfolge abwärts. So kommt man auf insgesamt 10 Tage.

Wem das zu schnell geht, kann auch täglich nur um jeweils einen Tropfen steigern, dann sind es insgesamt 30 Tage.
Wem das Knoblauchgemisch zu stark ist, der kann jeweils die gleiche Menge Tropfen an Zitronensaft dazugeben.

Diese Knoblauch-Kuren sollten ein Mal im Jahr durchgeführt werden.

Koriander zur Entgiftung

Dieses englische Rezept fand ich im Internet. Es soll aus einem Newsletter namens „Alternative" stammen (06/1998) und beschreibt eine Möglichkeit zur Ausleitung von Quecksilber, Blei und Aluminium, vor allem bei Amalgambelastung. Es scheint auch zur Ausleitung von anderen Schwermetallen geeignet. Ebenfalls wird es auch als Mittel gegen Alzheimer diskutiert.

1 Tasse gehackte frische Korianderblätter	1 Knoblauchzehe
1/2 Tasse Mandeln oder Nüsse	
2 EL Zitronensaft	6 EL Olivenöl

Das Wichtigste scheint zu sein, dieses 3:1-Verhältnis Saft zu Öl beizubehalten, wenn man diese Paste in größerer Menge auf Vorrat herstellt. Es wird empfohlen, von dieser Mischung (lumpy paste) einige Teelöffel pro Tag etwa zwei bis drei Wochen lang ein- oder zweimal im Jahr zu nehmen. Wer Koriander nicht verträgt, kann es mit Bärlauchblättern versuchen. Ob es auch die gleiche Wirkung hat, vermag ich nicht zu sagen. Viel Erfolg!